死ぬまで楽しく食事をしたけりゃ胃をもみなさい

寺林陽介［著］
内野勝行 医師［監修］

アスコム

食事の前に1分もむだけ！
おいしく食事ができる「胃」を手に入れよう

はじめに

胃マッサージで、
一生楽しく食べられる健康な体を手に入れる

「最近、食欲がなくなり、お腹がすく感覚がない」
「食べるとすぐにお腹いっぱいになってしまい、たくさん食べられない」
「胃もたれがひどくて、常に不快感がある」

みなさんの中に、こうした症状を抱えている人はいませんか?

好きなもの、おいしいものを満足いくまで食べること。

それは人間にとって、もっとも大きな喜びであり、幸せなことの一つです。

しかし、胃のだるさ、痛み、不快感、膨満感《ぼうまん》などを抱え、食事を楽しめなくなっている人、食べることがストレスになっている人は少なくありません。

そんな人は、この本のPART1を見て、胃マッサージを試してみてください。

食事の前に約1分間、おへその下からみぞおちあたりまでグリグリとマッサージするだけで、お腹の血流が良くなってポカポカと温かくなり、胃が元気に動き出します。

マッサージするだけで胃が活発に動き、
お腹が鳴る魔法のツボ「中脘」

実は、おへそとみぞおちの間、おへそから指5本分上に上がったあたり（おへその上に小指をかぶせるように手のひらを乗せたとき、ちょうど親指がくる位置）に、胃の不調にたちどころに効く、**魔法のツボ「中脘」**があります。

加齢や過度のストレスなどにより、胃の働きが悪くなったり、胃が何らかのダメージを受けたりすると、それは必ず中脘にあらわれます。

この仕事を始めてから25年以上になりますが、私のところに施術にいらっしゃるお客さまのほとんどは、中脘にこりがあったり、中脘を刺激すると鈍い痛みを感じたりします。

それだけ、**胃に何らかの不調**を抱えている人は多いのです。

みなさんも、中脘を指で押してみてください。

胃が元気なら、指がスッと入っていきますが、抵抗を感じる、こりがある、鈍い痛みがある、という場合は、胃が弱っていたり疲れていたりする証拠です。

そして、胃のだるさや痛み、不快感、膨満感を抱えている人や、食欲がわかないという人でも、中脘をマッサージすると、すぐにお腹がグーッと鳴り、胃の不調が改善し、空腹を感じ、食欲がわいてきます。

お腹がグーッと鳴るのは、胃の筋肉が活発に動き出すからです。

中脘をマッサージすることで、胃の不調からくる肩こりや腰痛が解消したり、内臓全体の機能が高まり、体のだるさが解消したりすることもあります。

「消化・吸収」を高めるには、腸活よりも、まず胃活

また、中脘やそのまわりをマッサージすることで、長い間の便秘が解消し、便意をもよおす人もたくさんいます。

頑固な便秘に悩む高齢者は少なくありません。

その主な原因としては、加齢に伴い、筋力が衰えたり自律神経のバランスが乱れたりして、大腸がうまく便を運べなくなること、排便に必要な肛門周辺の筋力が衰えること、食事量が減り、便自体の量や、スムーズな排便に必要な水分・食物繊維などの摂取量が減ること、運動量が減り、食欲が低下したり大腸への刺激が減ったりすることなどが挙げられますが、実は、加齢などによる胃の働きの低下も、便秘に大きく関係しています。

私たちが食べたものは、口から食道へ、食道から胃へ送られ、ある程度消化されたうえで腸へ送られて消化・吸収されますが、胃の働きが弱く、十分に消化が行われないと、腸の負担が大きくなり、腸内に消化しきれなかった食べものが長くとどまるようになって、腸内環境を悪化させます。

腸内環境が悪化すると、便がうまく運ばれなくなるため、便秘が起こりやすくなってしまうのです。
もちろん、胃の調子が悪く、食欲が低下して食事量が減ることも、便秘の原因となります。

胃は、消化の「一丁目一番地」です。

近年、「腸活」という言葉をよく耳にしますが、なぜ胃活の重要性が語られないのか、私はずっと疑問に思っています。
もちろん、お通じを良くするうえで腸活は大事ですが、それ以上に大事なのが胃活なのです。

胃マッサージで、いつまでも食事を楽しめる体を手に入れる

この本のＰＡＲＴ１では、胃のさまざまな不調を改善し、胃の働きを活発にし、食欲を取り戻すマッサージの方法を具体的に紹介しています。

胃の不調に効果のあるツボは中脘だけでなく、足にもあるため、お腹のマッサージに加え、ぜひ**足のマッサージ**も実践してみてください。

さらに、胃の健康や働きを保つうえで重要な、自律神経のバランスを整えるツボのマッサージや、より食事がしやすく、消化をスムーズにするため、唾液の分泌を促すマッサージのやり方についても紹介しています。

次いで、PART2では、加齢や自律神経のバランスの乱れなど、胃の不調の原因や、胃の不調がもたらす体への影響についてお伝えし、PART3では、胃マッサージによって胃の不調、体の不調が改善し、食べる喜びを取り戻したみなさんの体験談を紹介しています。

そして、PART4では、胃の不調からくるさまざまな症状への対策について、PART5では、病気や認知症と食事の関係についてお伝えします。

年齢を重ね、胃のもたれや胃の痛み、胸焼け、食欲不振、頑固な便秘などに悩んでいる方は、まずは食事の前に1分間、胃マッサージを試してみてください。

これらの不調がすぐに改善されることを、実感していただけると思います。

実際、これまでに胃マッサージを実践された方からは、「**長年飲んでいた胃薬を手放すことができた**」「『食事をとると、また胃の調子が悪くなるのではないか』という不安がなくなり、家族との食事や外食を心から楽しめるようになった」「もう、食べたいものを十分に食べることはできないのではないかとあきらめていたけれど、胃の調子が良くなり、これからの人生に希望が持てるようになった」といった声をたくさんいただいています。

誰にでもカンタンにできる胃マッサージによって、一人でも多くの方が胃の健康と食欲を取り戻し、いつまでも食事を楽しめる体を手に入れられること、幸せに長生きされることを、心から願っています。

寺林 陽介

死ぬまで楽しく食事をしたけりゃ胃をもみなさい

目次

PART 5 胃を健康にして、病気も認知症も防ぐ生活習慣

PART 1

胃の「だるい」「不快」「痛い」が改善！「胃マッサージ」のやり方

まず、基本の胃マッサージのやり方を覚えましょう。
やり方はカンタン。
おへそから胸の上までグリグリとマッサージ。
そして、お腹の真ん中をグーっと押すだけです。
「最近、お腹がすく感覚がない」、「胃がもたれる」、
「食欲がない」、「不快感がある」など
さまざまな胃の症状が改善します。
胃がきちんと動くようになると、体も心もラクに。
寺林流「胃マッサージ」を
ぜひ、毎日の食事の前にお試しください。

食事の前に1～2分ずつ！
胃の不調を改善する

寺林流「胃マッサージ」

胃をグリグリするマッサージ

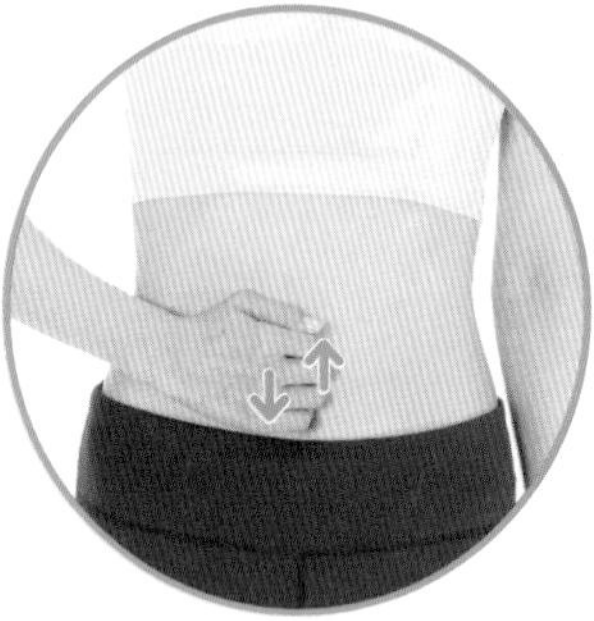

＋

胃の特効ツボ、中脘のマッサージ

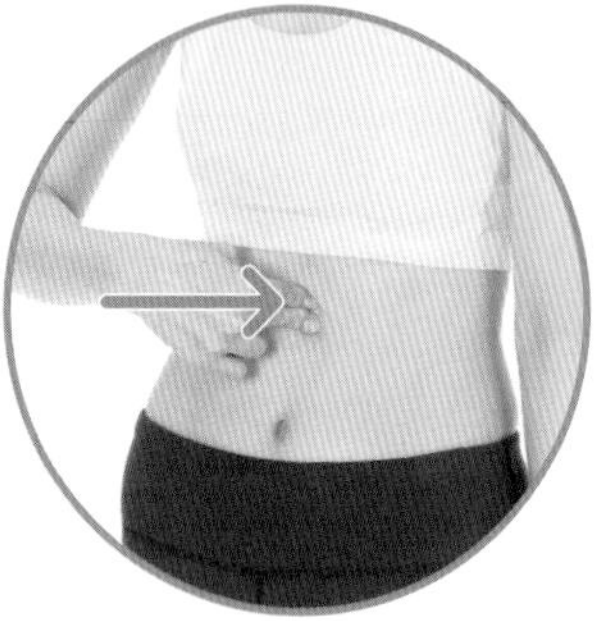

20ページ

26ページ

たったこれだけで胃の
「だるい」「不快」「痛い」
が改善！

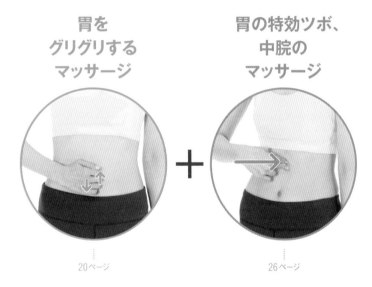

寺林流「胃マッサージ」の
すごいところ！

1

胃のぜん動運動が活性化、消化不良が改善。お腹が張った感じ、不調、ムカつき、食欲減退から冷え性まで多くの症状が改善します。

2

胃をもむことで全身の血流がたっぷりに！ 胃と腸の働きも良く！ 体全身がポカポカと温まります。疲れや冷え、肩こり、腰痛にも効果が。

3

胃マッサージは、食事の直前〜15分くらい前にやりましょう。食事の前後に不調を感じやすい方には特におすすめです。食事への不安が減り、おいしく食べられるようになります。

こんな症状にも！

**「すぐに満腹になる」「お腹の張り」
「吐き気」「食べられない」**

基本の胃マッサージ

胃をグリグリするマッサージ

POINT 1 マッサージの時間は、1回あたり1〜2分を目安にしましょう。

POINT 2 手の指の第1関節が1センチほど沈むくらいの少し強めの力でマッサージをすると、より効果的です。おへその上からゆっくり、胸骨にあたるところまでグリグリともみながらマッサージをします。強い力で押せない場合は、無理せず可能な範囲の力でマッサージをしましょう。

POINT 3 上下に10往復程度行うのが理想的ですが、無理のない範囲でやりましょう。マッサージをするとお腹がグーッと鳴ることがあります。

POINT 4 「お腹が温まってくる」「胃の重たい感じが消えた」など、効果はさまざま。また、胃の動きが活性化すると、お通じもよくなります。便秘に悩む方にもおすすめです。

＊内臓に疾患のある方、妊婦の方は、医師に相談の上行ってください。
＊効果には個人差があります。

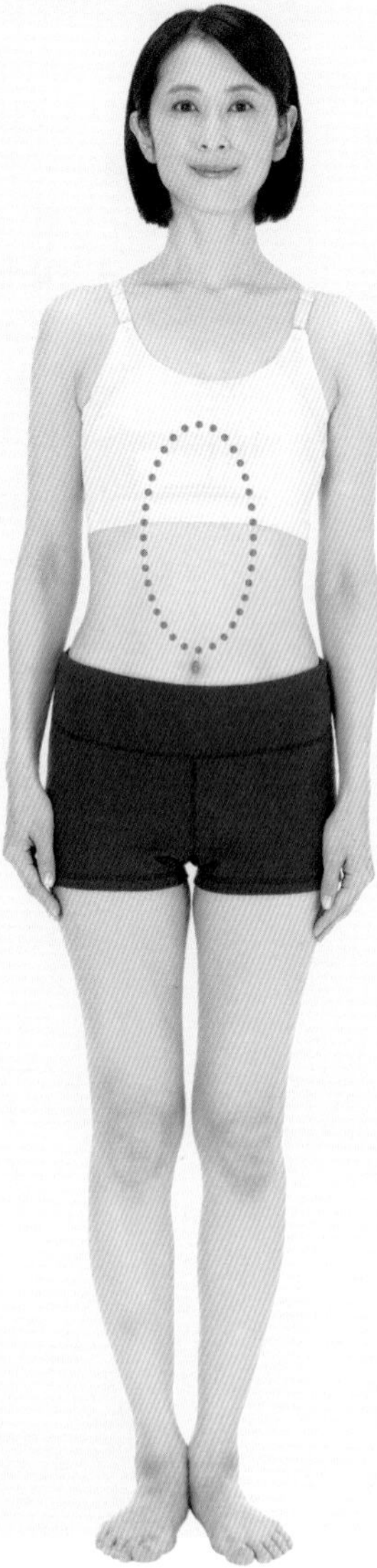

お腹には胃にいいツボがたくさん

おへそから、胸の上（胸骨にあたる位置）までは、手の第１関節でグリグリとマッサージをします。おへその上から胸骨にあたる場所までは、胃の働きを活性化させるツボがたくさんあります。このマッサージの方法なら、ツボの細かい位置を気にしなくても、重要なツボを一度に刺激できます。

胃をグリグリするマッサージ の流れ 1

おへそに小指をあてましょう

手を写真のように握ります。次に小指の第1関節をおへその上へ、ぴったり乗せましょう。この位置に手を置くことが大切。小指をおへそに乗せると、ちょうど中指が下脘《げかん》というツボにあたります。手をグッと押し入れ、第1関節でグリグリと上下にもんでいきましょう。

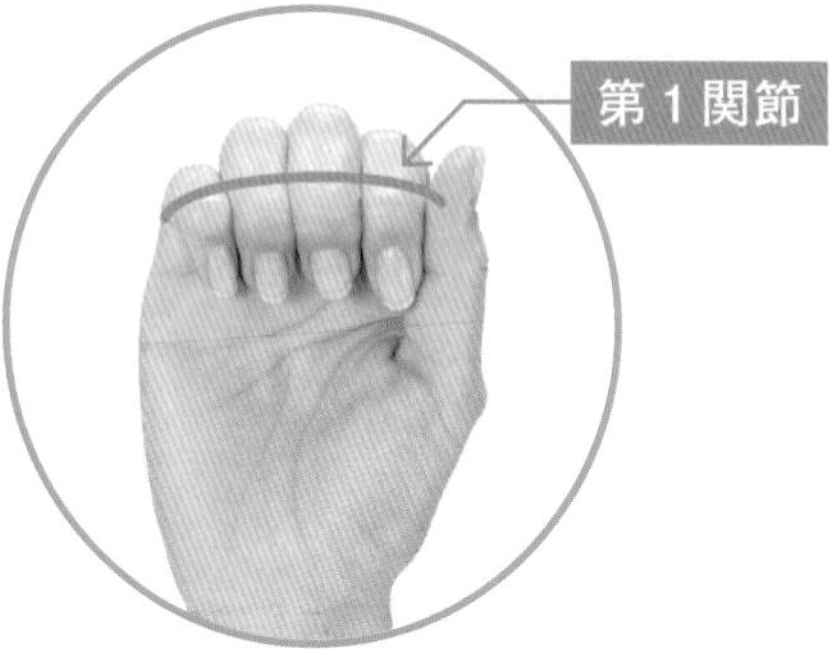

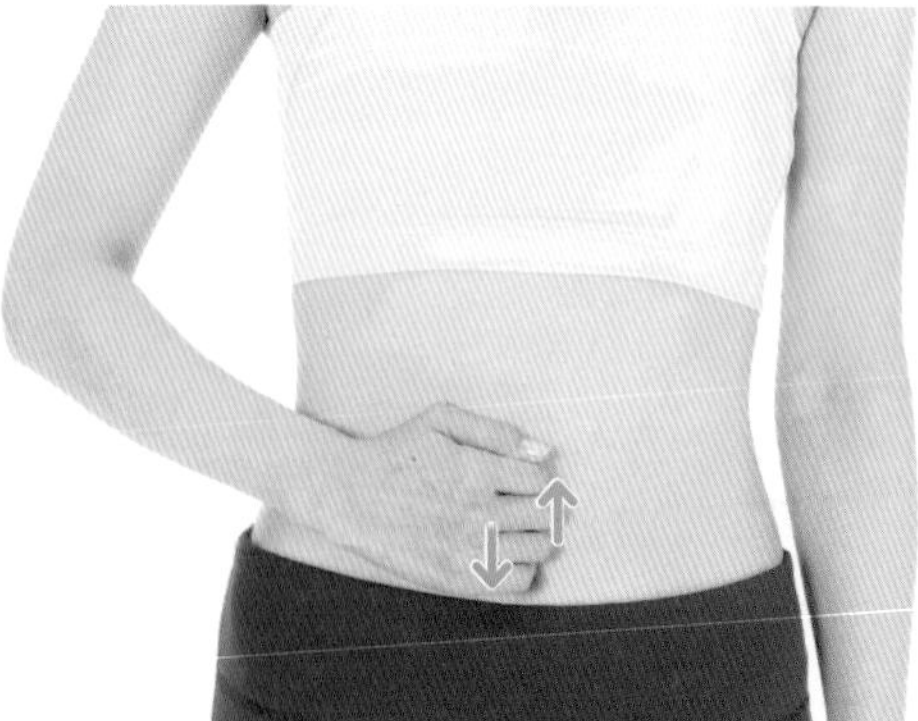

胃をグリグリするマッサージ の流れ 2
上下に動かしながら胸骨までもむ

手を上下に動かしながら、少しずつ上へ上げていきます。お腹の真ん中には胃にてきめんに効く中脘《ちゅうかん》、胸骨の下には上脘《じょうかん》というツボが！ 人差し指が胸骨に少しあたるくらいまで上へもんでいきましょう。

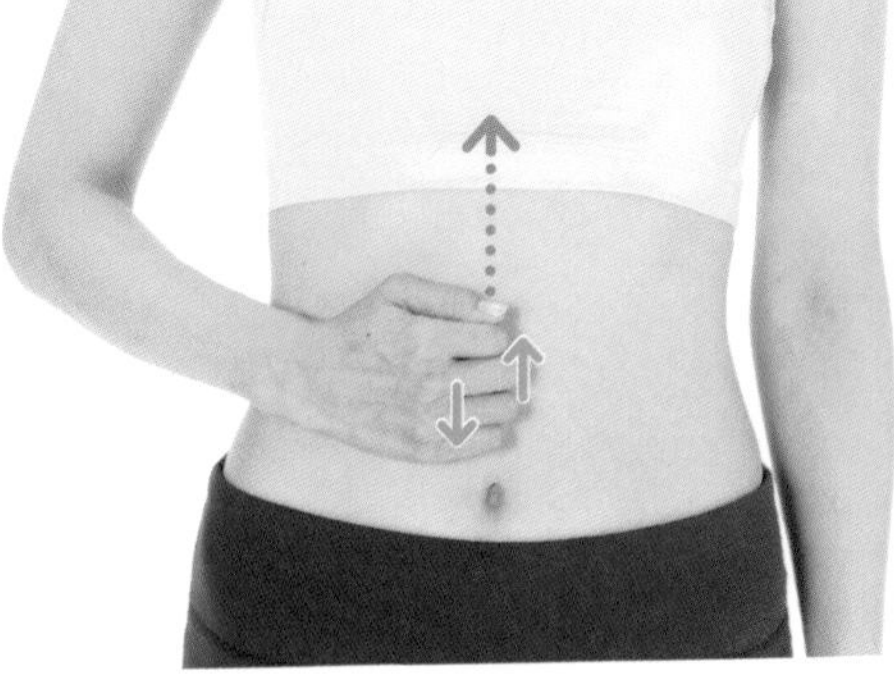

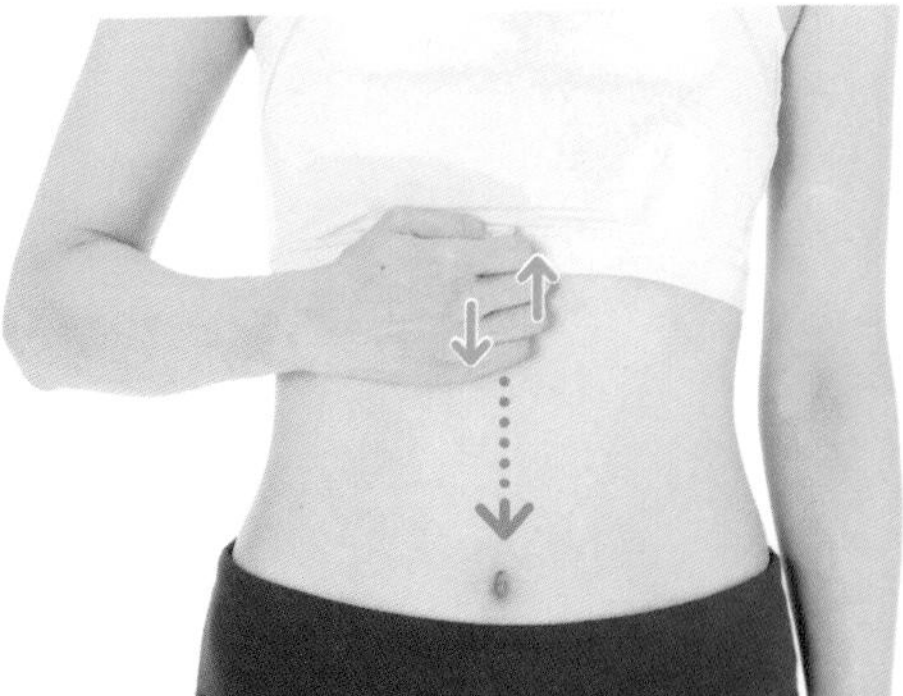

胃をグリグリするマッサージ の流れ3
何度も往復して、しっかり刺激

人差し指が胸骨にあたったら、次はおへそに向かってマッサージ。おへそから胸骨の間を10往復程度を目《め》途《ど》に往復していきましょう。下脘、中脘、上脘、胃にいいツボを一気にもんでいきます。

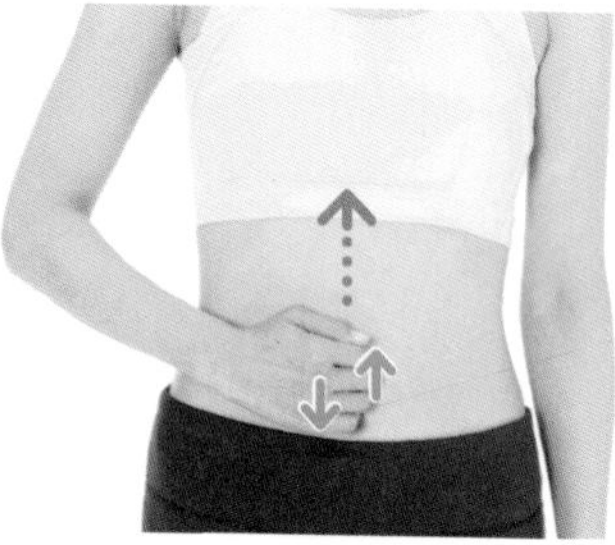

▼

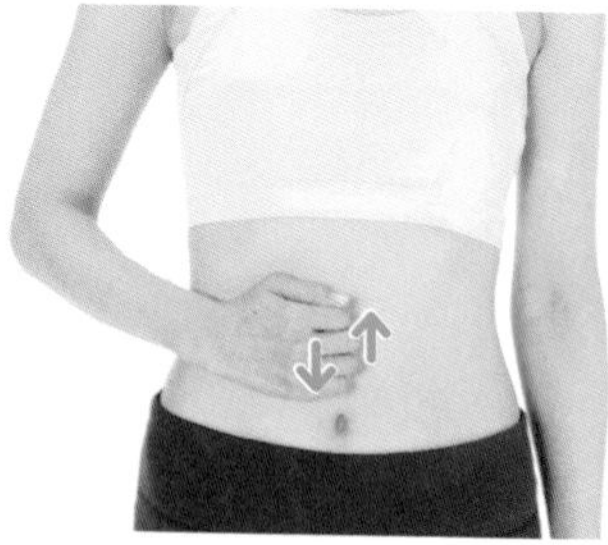

▼

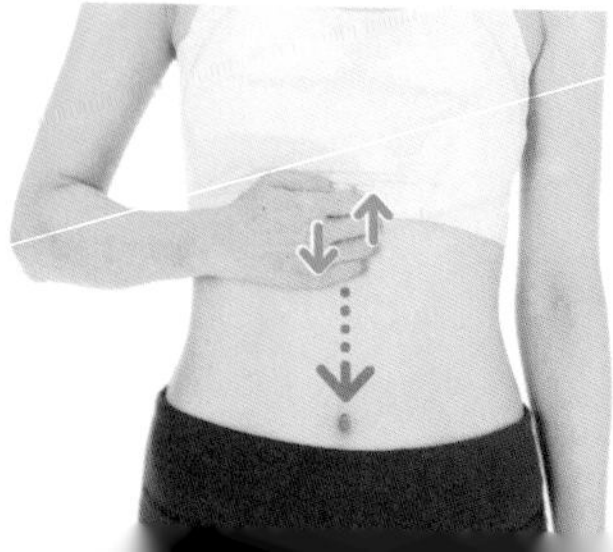

POINT!

胃が元気になる手の使い方をマスター

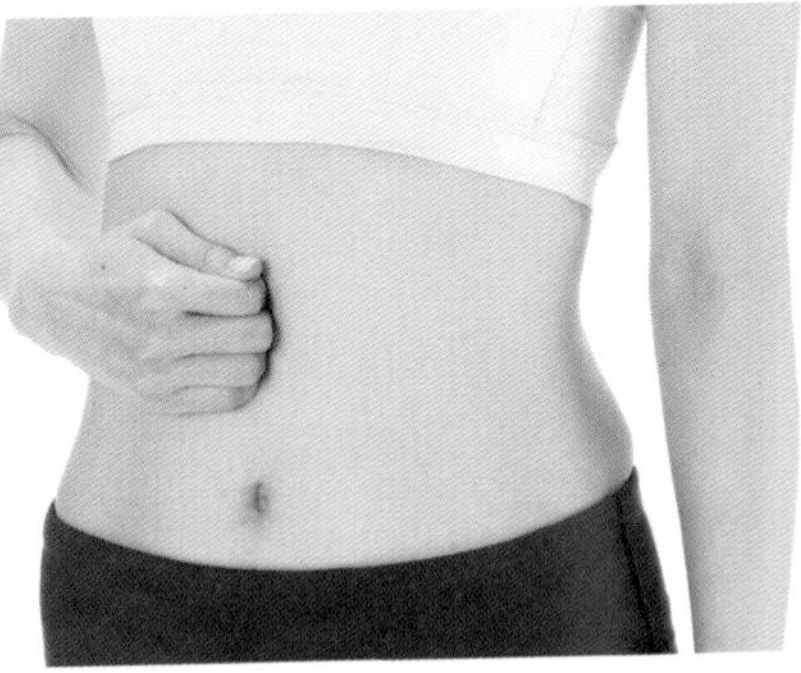

寺林流マッサージのコツは手と指の使い方にあり！

寺林流マッサージのコツは手と指の使い方にあります。P22で紹介した手の写真をもう一度見てみましょう。ふつうのグーではなく、指の第1関節が体にあたるように握られています。この握り方にすることで、人差し指、中指のいずれかがツボに入りやすくなります。中指があたり、痛みを感じるところがツボの位置です。ふつうのグーよりも効果的なので、ぜひ覚えてください。

基本の胃マッサージ

胃の動きを最高潮に！中《ちゅう》脘《かん》のマッサージ

POINT 1 マッサージの時間は、１回あたり１〜２分を目安にしましょう。

POINT 2 人差し指、中指で最も重要なツボ、中脘《ちゅうかん》を刺激します。「胃の不調には中脘」と言われるほどで「胃の働きをよくする」「体の血流をたっぷりにする」ツボです。胃のムカつき、吐き気、だるさ、重さ、痛さなど、さまざまな症状の改善が期待できます。

POINT 3 息を吸ったり、吐いたりしながら行うマッサージです。慣れるまでは力を加減しながら、ゆっくりやってみてください。ツボの位置を次ページでしっかり確かめましょう。

POINT 4 おへそから胸骨までをグリグリするマッサージと中脘のマッサージで、胃が活性化します！
両方のマッサージをセットで行ってください。

＊内臓に疾患のある方、妊婦の方は、医師に相談の上行ってください。
＊効果には個人差があります。

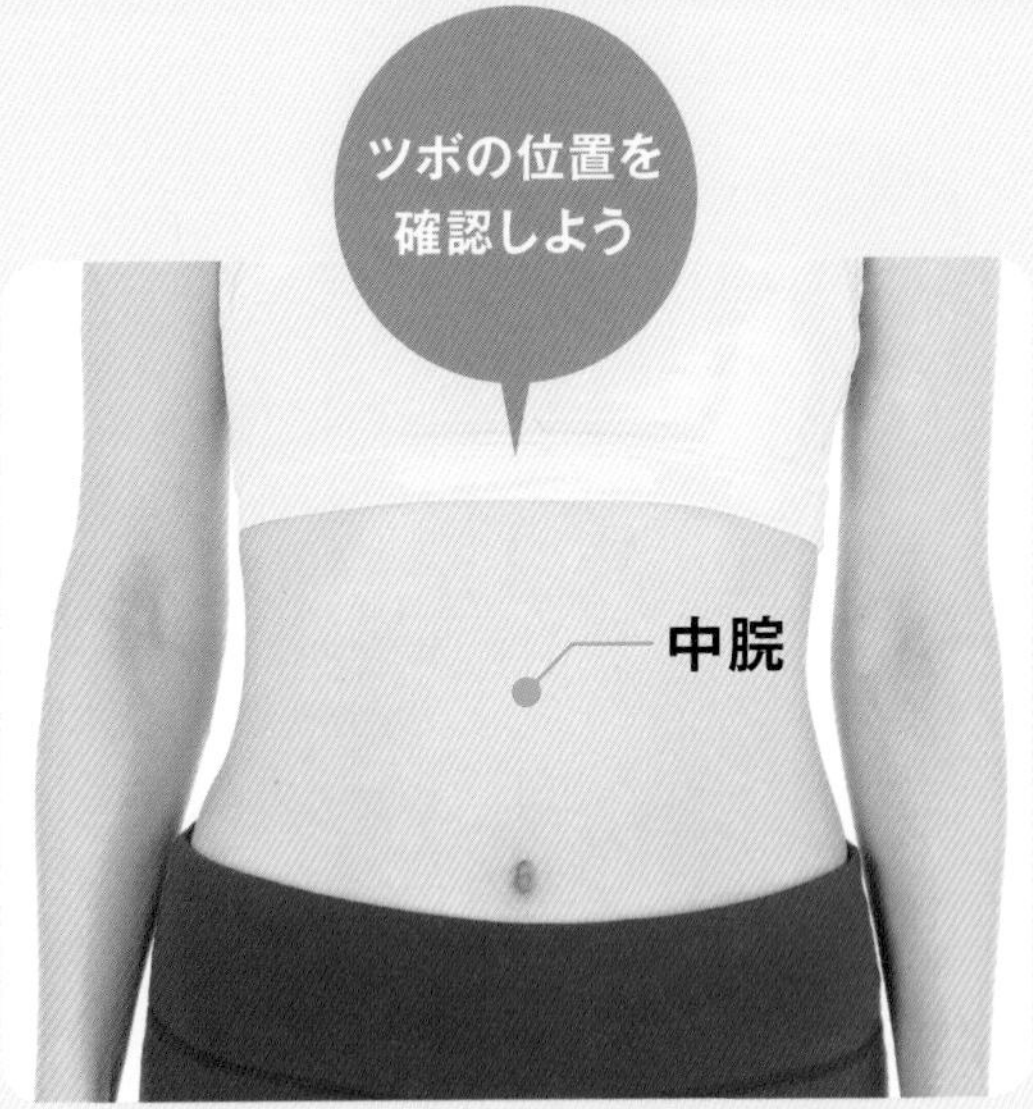

中脘は、おへそとみぞおちの真ん中あたりにあります。胃のぜん動運動を促す、内臓全般の効果を整えるなど、知っておいて損はないツボです。
ツボの位置はおへそから指５本目。小指をおへそにあて、ちょうど親指がくる位置です（多少、個人差があります）。親指のあったあたりを少しさわってみましょう。軽くへこんでいる場所が中脘です。押してみて少し痛みを感じるようであれば、ツボを正しく押していると考えて間違いありません。食べすぎたとき、脂っこいものを食べたときなどは、より痛みを感じることがあります。

中脘のマッサージの流れ 1
中指と人差し指で押していく

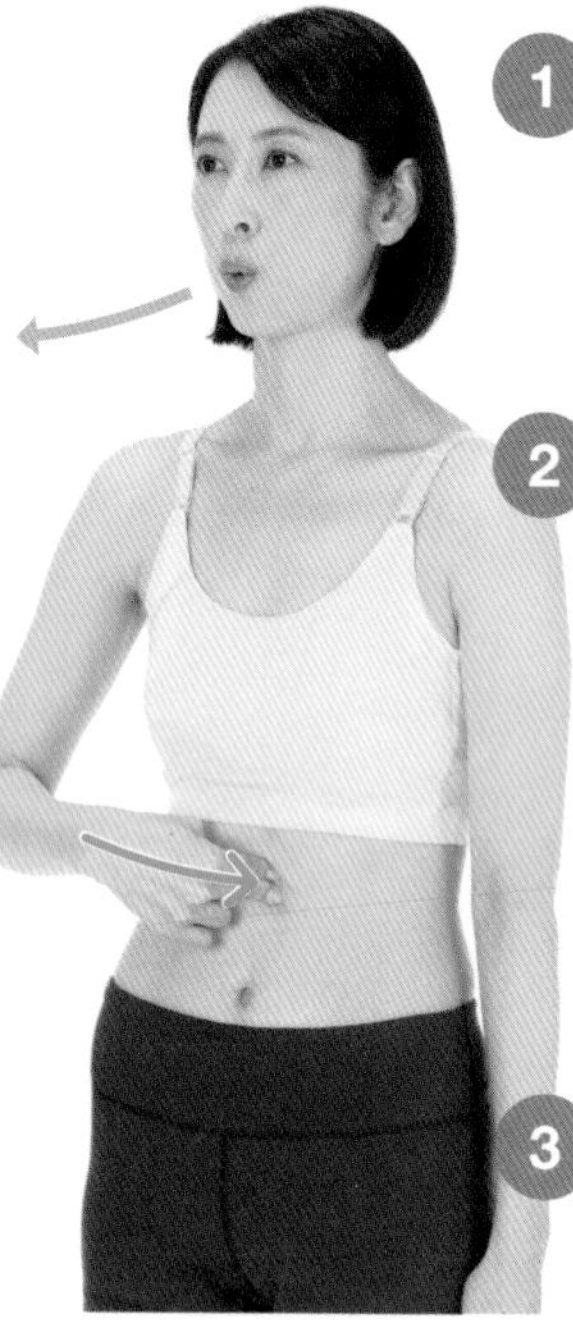

1 中脘に対し、できるだけ垂直に中指と人差し指を立てます。中指、人差し指、どちらが中脘にあたっていても構いません。

2 2本の指を中脘にあてたら、息をふーっと吐きながら、ゆっくりと押していきます。押していくと「ズーンとした、鈍い痛み」や「強い痛み」、「硬さ」を感じることがあります。3秒から5秒、ゆっくり深く息を吐きながら押してください。

3 息を吐ききったと思ったところで、指をとめましょう。なお、奥まで押しすぎないようにしましょう。痛みが強い場合は、浅いところで止めてください。

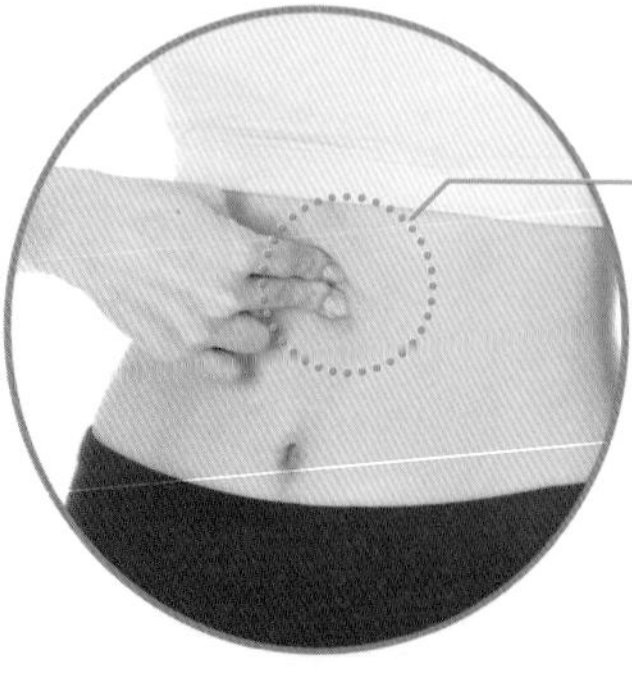

中指、人差し指をできるだけ垂直に立てます。2本の指、どちらかがツボにあたっていればいいというくらいの気持ちで大丈夫です。

中腕のマッサージの流れ 2
指で押したまま(深)呼吸をする

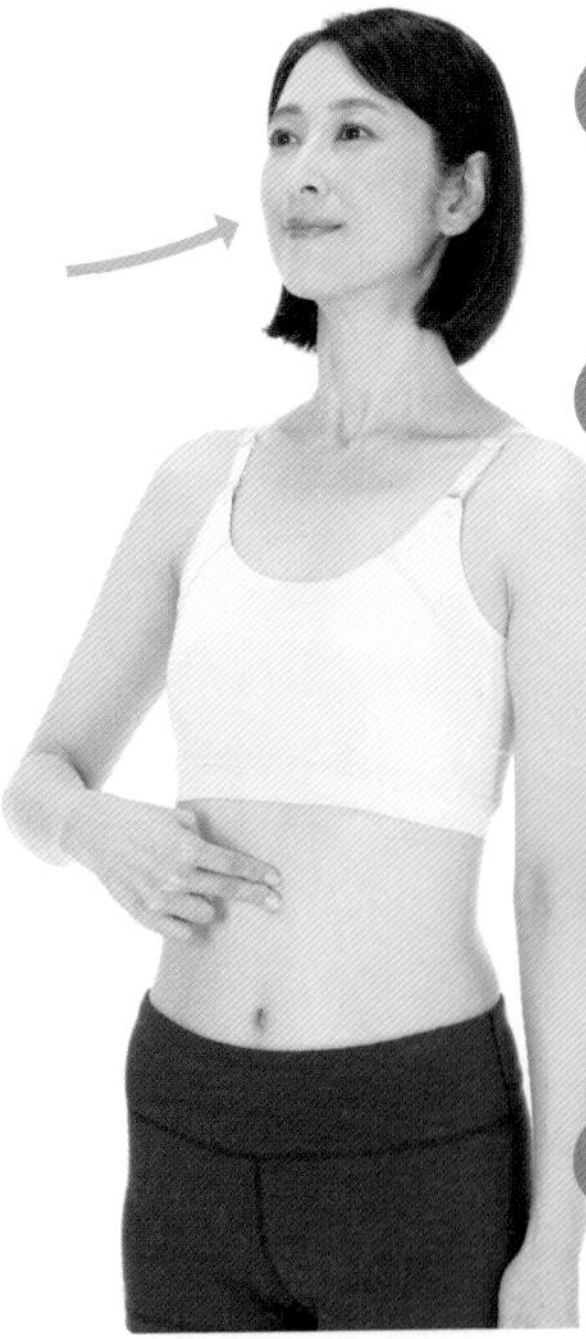

1 指でツボを押さえたまま、鼻からゆっくり息を吸い込み、お腹を膨らませていきます。

2 お腹が膨らんでいくときも、指は中脘をしっかり押す気持ちでやりましょう。「全身の力を抜き、リラックス！」という状態とは少し違います。お腹が膨らむ力に対抗するように、指を押し続けることで、中脘を効果的に刺激できます。

3 いっぱいまで息を吸ったら、ゆっくり口から息を吐きましょう。

中脘のマッサージは5～8セットが目安です。

「息を吐きながら押す」、「息を吸いながらお腹を膨らます」の2つで1セット。

計5～8セットほどが一度に行うマッサージの目安です。最初は痛みが強くても、何日もマッサージを続けるうちにコリがとれるように。痛みも軽くなり、胃の不調が改善していきます。

胃に効くツボ

お腹

お腹には「上脘《じょうかん》」「中脘《ちゅうかん》」「下脘《げかん》」という胃の不調に効くツボがあります。基本の胃マッサージをやるだけで、この3つのツボを刺激できます。特に中脘は胃の特効薬のようなツボです。上から下までしっかりもみましょう。

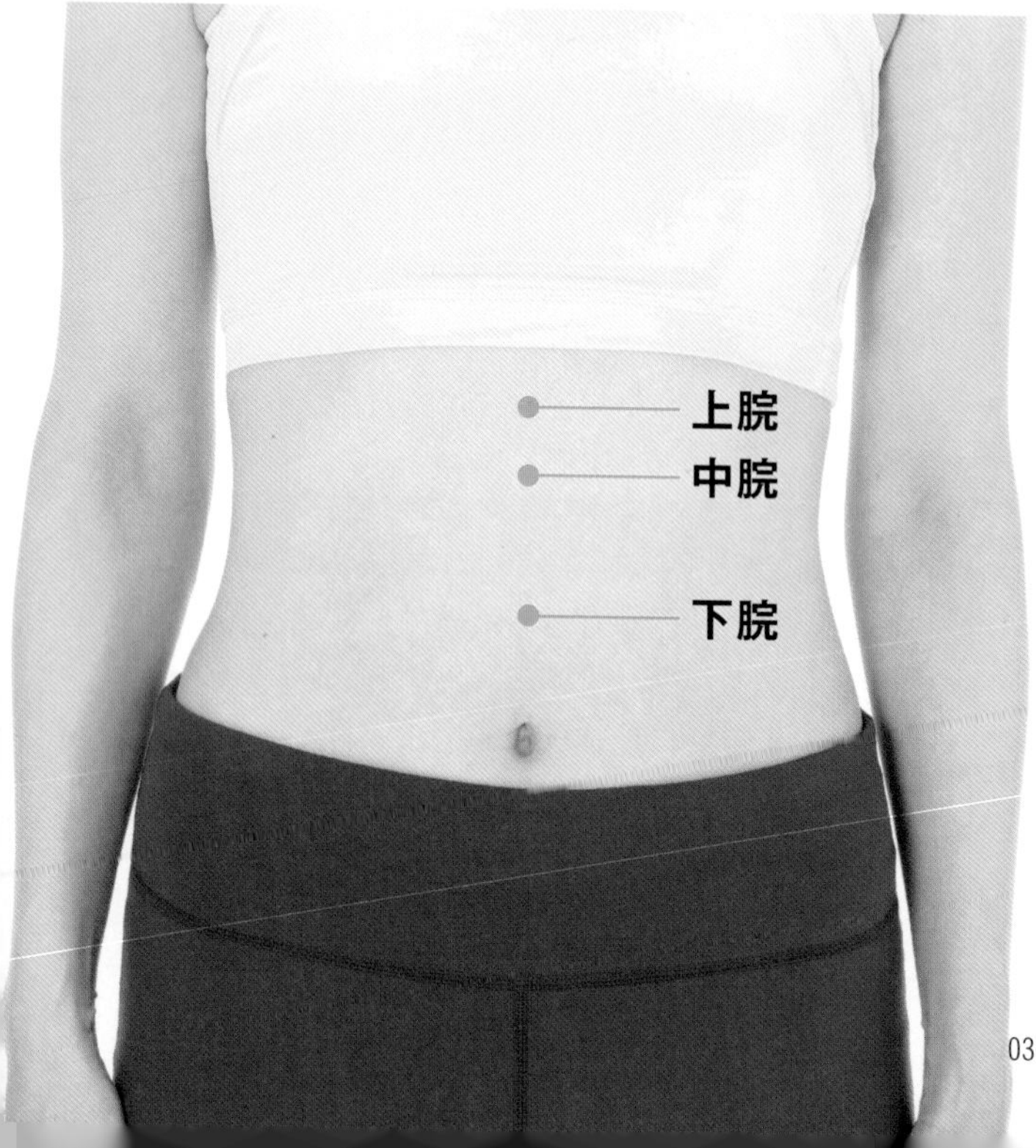

胃のだるさ、重さ、痛みをとる！
いつまでもおいしく食事ができる体に！

上脘《じょうかん》 上脘はおへそから指7本分（中脘から親指１本分）上に行ったくぼみの位置にあります。食道に対応しているツボで、吐き気や胃酸の戻る感じ、胃酸過多症、胃のもたれなどに効果的です。逆流性食道炎のような症状に悩む方にもおすすめしているツボです。

中脘《ちゅうかん》 おへそから指５本分上のくぼみ。おへそに小指をあてたとき、親指がくる位置にあります。最も有名な胃のツボであり、胃のぜん動運動を助ける、胃を活性化する、食欲を増進させるなど。胃のだるさ、お腹の張り、消化不良、胃下垂、胃炎など不快な胃の症状全般におすすめ。また、胃の不調からくる全身の張り、肩こり、腰痛にも効果的です。

下脘《げかん》 下脘はおへそから指３本分上に行ったくぼみの位置にあります。小腸に対応していて、消化・吸収を助けてくれる大切なツボです。胃から食べものが小腸に落ちていかないことによる、消化不良、お腹の張り、胃の重たさなどに効果的。胃腸が弱いという方は、下脘に強い痛みがある場合も。

「食欲が出た！」「胃のムカつきが消えた」など

感動の声、続々！

［ 胃マッサージ体験者の声 ］

「胃腸が弱っていて、食欲があまりなく、すぐにお腹がいっぱいになってしまうのですが、マッサージをして胃が動くように。**下痢をしにくくなり、胃のムカつきもなくなりました。**胃痛が和らぎますし、外食など胃が疲れそうなときにマッサージをしておくと安心できます」　（70代／女性）

「体のだるさ、重さ、背中周辺の痛み、胃上部の違和感があった。マッサージを継続すると**体のだるさ、重さは大幅に改善。胃上部の違和感もなくなった。**通院しなくてもできることを教えていただき、安心感が増えた」　（50代／男性）

「胃マッサージをすると腸がゴロゴロと動き始めます。ひどいときには3日ほど便秘していたのがほとんどしなくなり、気持ちもすっきり晴れやかに。胃もたれしにくくなるせいか、胃薬を飲まなくてもよくなりました。体が温まりますし、どこでも簡単にできるのが良いです」 （70代／女性）

「長年の悩みだった胃腸の弱さが少しずつ改善されたことで、体がラクに。気持ちも自然と前向きになりました。ほとんどお腹がすく感覚がない状況でしたが、少しずつお腹がすく回数が増えてきました。不調が減り、体を心配しなくていい分、仕事などにしっかり打ち込めています。胃腸の大切さを改めて感じています」（60代／女性）

死ぬまで
おいしく食事ができる
足の胃マッサージ

松尾芭蕉《まつおばしょう》の「奥の細道」でも有名な足の三里のツボなど、足には胃に効くツボがたくさんあります。食欲がなかなか出ない、元気がなく外出が減った、活力がないという方は、ぜひ足の胃マッサージにも挑戦してみましょう。足のツボを押すことで、足が軽くなるうえ、胃も元気に動き出します。あなたの活力のもとになる足の胃マッサージをご紹介します。

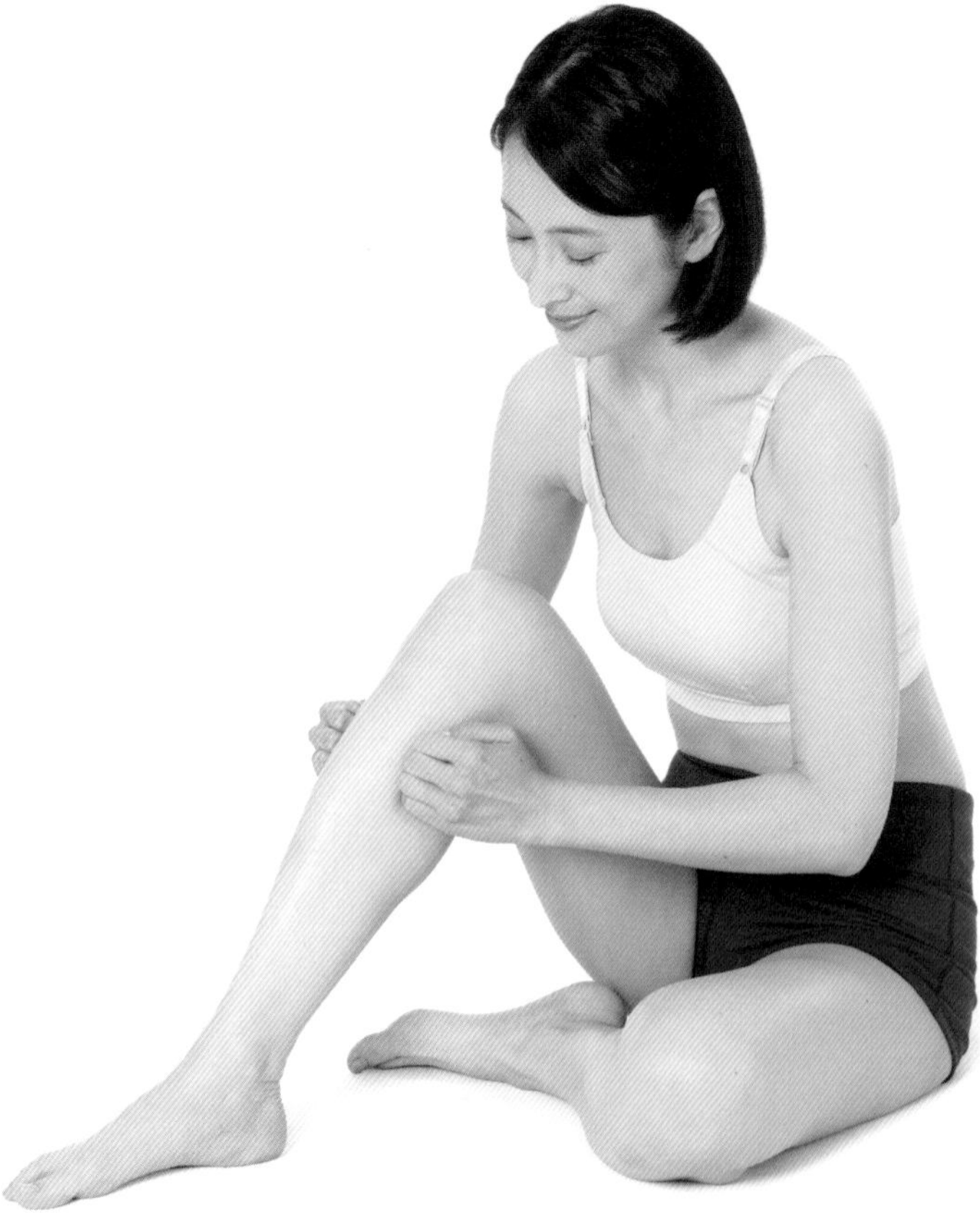

胃に効く
ツボ

足［外側］

足の脛《すね》の外側には、胃の働きを整えるツボが多くあります。足の外側のツボは胃腸の働きをダイレクトに整えるツボと考えていただくとわかりやすいです。脛の際《きわ》に沿って、上から足の三里《さんり》、上巨虚《じょうこきょ》、豊隆《ほうりゅう》、下《げ》巨虚《こきょ》と続きます。何歳になっても食事を楽しみたい方は、よくマッサージを。

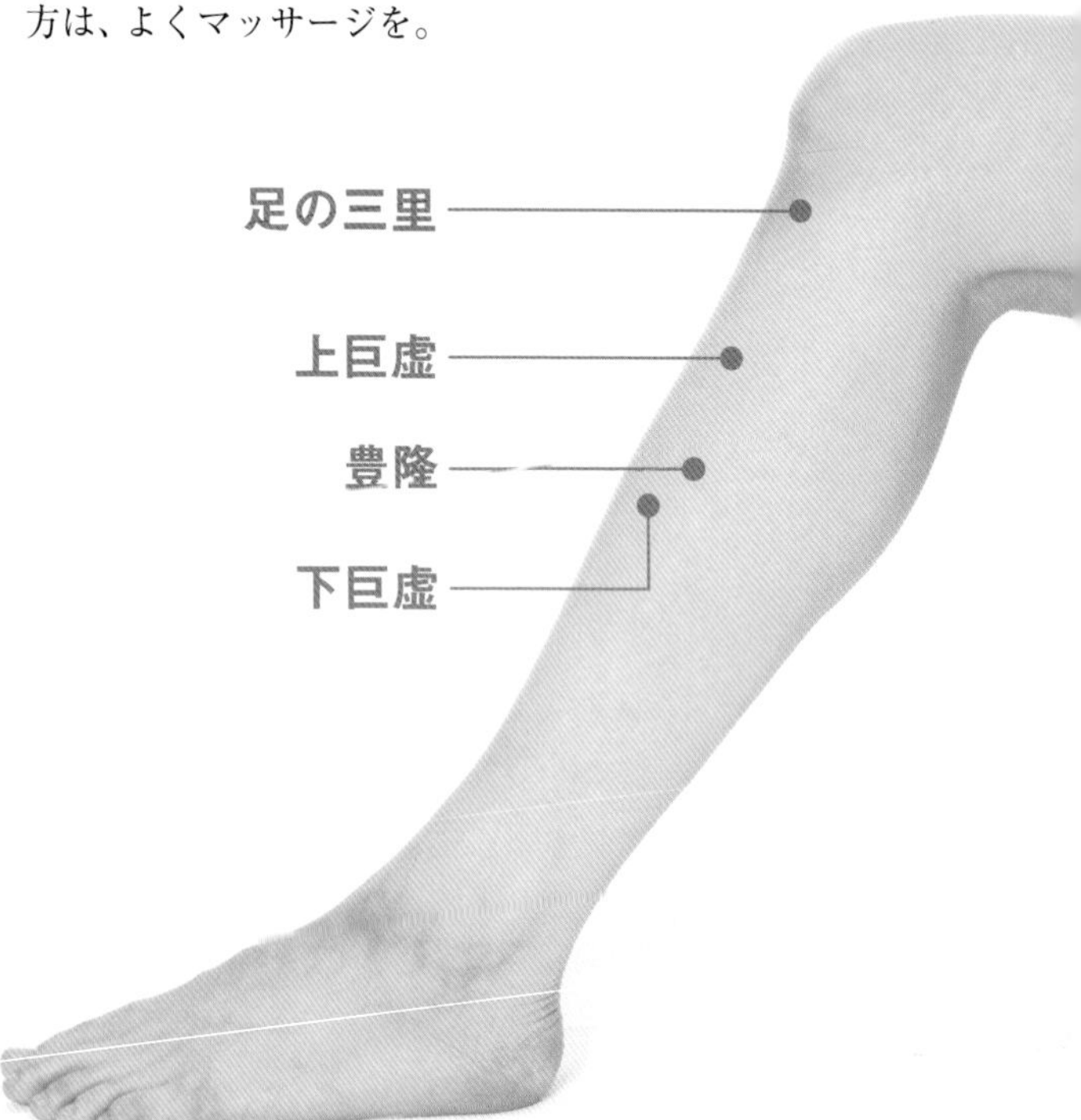

胃の働きを活性化！
食欲不振、胃の不調の改善に！

足の三里《さんり》 健脚のツボとしても有名ですが、胃のツボとしても有名で、胃の不調全般に効果が。ツボ押しによって胃の働きを正常にし、消化・吸収を助ける万能のツボです。吐き気、胃のムカつき、胃痛、下痢と効果は多く、足のツボの中でも胃の不調を感じたら最初に注目してほしいツボといえます。お腹を壊しやすい人や便秘がちの方にも効果的です。ツボの位置は膝のお皿の下の真ん中から指4本分下に行ったスネの骨のすぐ外側のくぼみです。

上巨虚《じょうこきょ》 ツボの位置は足の三里から指4本分下に行ったくぼみ。整腸作用があり、お腹の張りや痛み、下痢に効果があるといわれています。腰痛にも効果があります。

豊隆《ほうりゅう》 ツボの位置は足の三里から指7本分（上巨虚から指3本分）下に行ったところから、更に指1本分外側に行ったくぼみ。胃痛、胃もたれなどはもちろんですが、胃の不調から体が重くなった、全身がだるいといったときに。梅雨時など、じめじめした時期に痛むことが多いツボです。

下巨虚《げこきょ》 ツボの位置は足の三里から指8本分（上巨虚から指4本分）下に行ったくぼみ。上巨虚と同じく、腸の作用を整えるツボです。上巨虚は大腸、下巨虚は小腸に良いとされ、胃のツボと合わせてもむことで、消化機能を高めてくれます。

胃に効く
ツボ

足［内側］

胃に効く足のツボは、体内の水分調節の役割。脛の骨の内側、上から陰陵泉《いんりょうせん》、地機《ちき》、漏谷《ろうこく》というツボです。脛の骨の際に手の指の第１関節をあて、上からグリグリともんでいくと、これらのツボを刺激することができます。胃はもちろん、足のむくみや冷え、生理痛、足の痛みなどにもいいツボです。

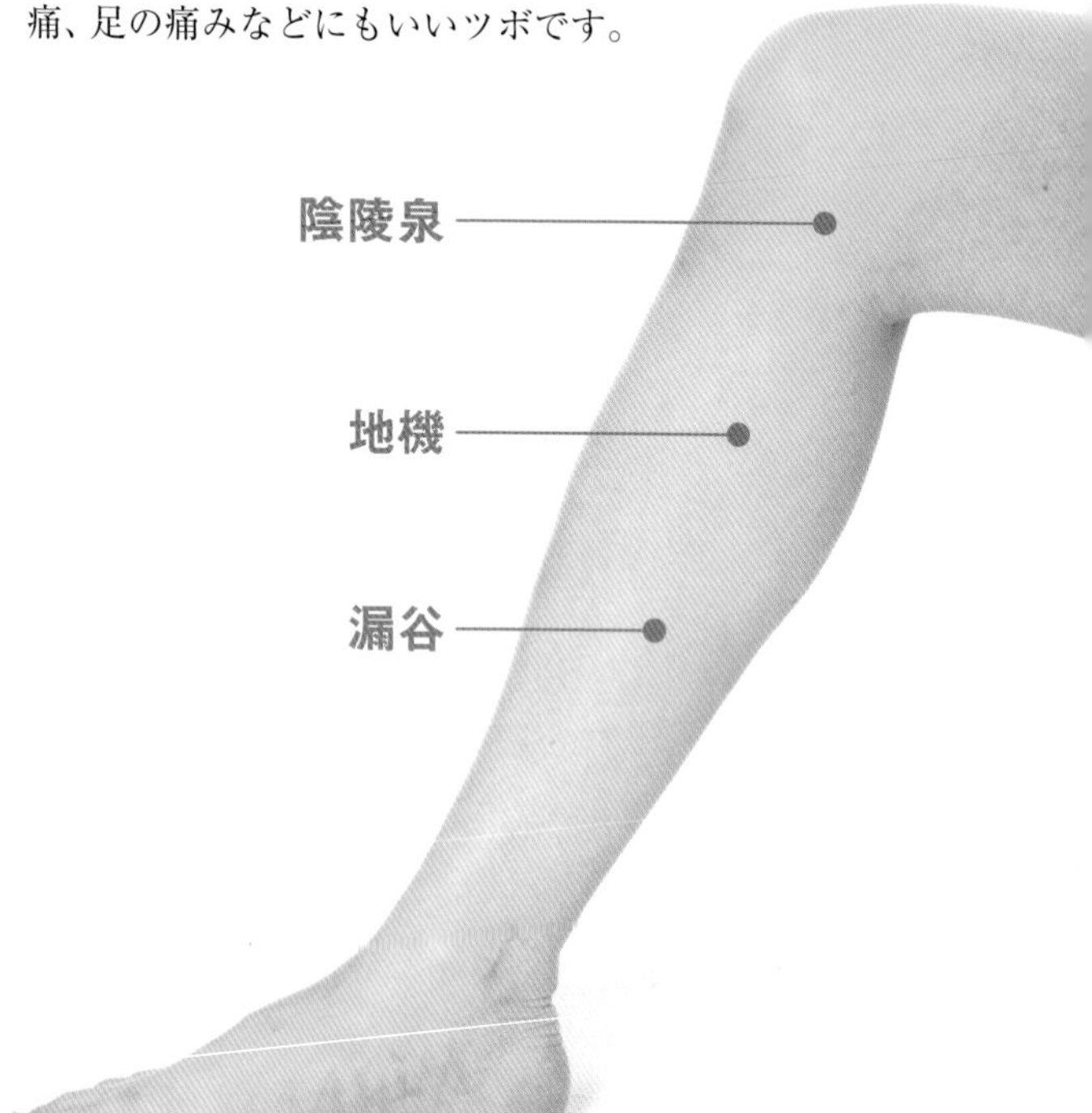

飲みすぎ、体のだるさに。体内の水分を調節する！

陰陵泉《いんりょうせん》 ツボの位置は指先で内くるぶしからスネの骨の内側のキワに沿って、撫でるように上がって行き、指が止まるところ。体内の水分調節をするといわれるツボで、お腹を壊しやすい方におすすめのツボです。下痢、消化不良に。体内の水分代謝を整えることで、胃の働きを助けてくれます。足の冷えやむくみに効果があるといわれています。

地機《ちき》 地機は、気血を整え、全身にエネルギーをいきわたらせる、倦怠《けんたい》感をとるといった効果が期待できます。ツボの位置は陰陵泉から内くるぶしに向かって指7本分下に行ったスネの骨のキワのくぼみ。いわば意欲を高めてくれるツボなので、食欲不振や夏バテなどにいいツボです。また、全身のだるさや体が重いなどの症状にも。地機の「地」は女性を表す意味があり、生理痛、生理不順のツボとしても知られています。

漏谷《ろうこく》 陰陵泉、地機、漏谷など、足の内側のツボは足の太陰脾経といわれるもので、消化不良、食べすぎ、飲みすぎからくる不調に効果があるといわれています。ツボの位置は内くるぶしからスネの骨のキワを指8本分上に行ったくぼみ。特にお酒を飲みすぎる、ジュースをよく飲むといった方はここを押してあげましょう。下痢など水に関係するツボにてきめんです。

足の胃マッサージ

POINT 1

椅子に座る。または体育ずわりをします。次に「胃マッサージ」と同じ形に手を握りましょう。両手を足の三里《さんり》、陰陵泉《いんりょうせん》のツボのあたりにあてます。このとき、ツボには人差し指か、中指の第1関節があたるようにしてください。

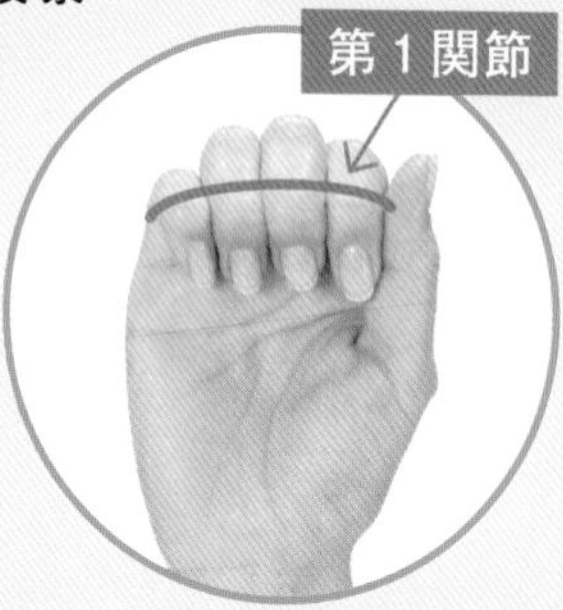

POINT 2

脛の骨に沿ってグリグリとマッサージをしていきます。軽めになでるくらいから、少し痛みが出るくらいまでの強さで、上から下まで加減しながらもんでください。

POINT 3

細かい位置を深く気にせず、気持ちいい場所を探しながらもみましょう。上から下まで5～8往復ほどが目安です。

足の胃マッサージにはこんな効果が！

足には、胃の働きを整える、体内の水分を調節するツボがいっぱいあります。1回1～2分もむだけでも胃の不調がラクになります。

足の胃マッサージは、上から下まで5～8往復ほどが目安。足の疲れもとれるので、寝る前にやるのもおすすめです。足のむくみ、冷えも改善。

足の血行が良くなることで、胃の働きにもプラスの効果が期待できます。全身の血流がたっぷりになるので、心も活動的に。最近、気持ちが沈みがちという方は、マッサージで心の健康もとりもどしましょう。

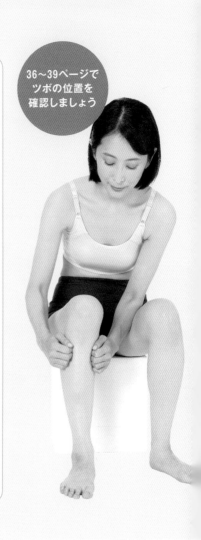

36～39ページでツボの位置を確認しましょう

足の胃マッサージ の流れ

脛《すね》のきわにそってマッサージを

やりやすいほうの足からマッサージを。手でグリグリと上下に足をもんでいきます。片足が終わったら、もう片方の足もしっかりもみましょう。

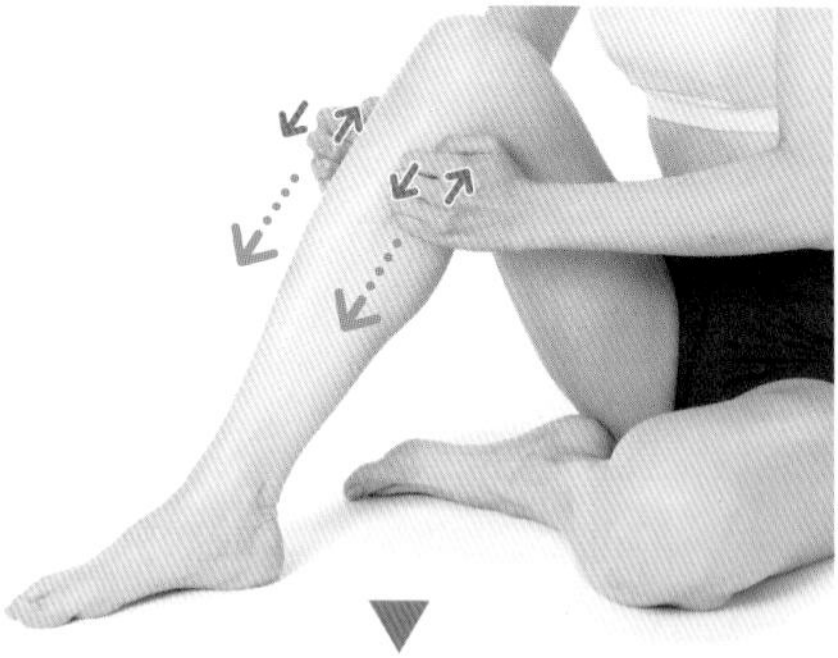

▼

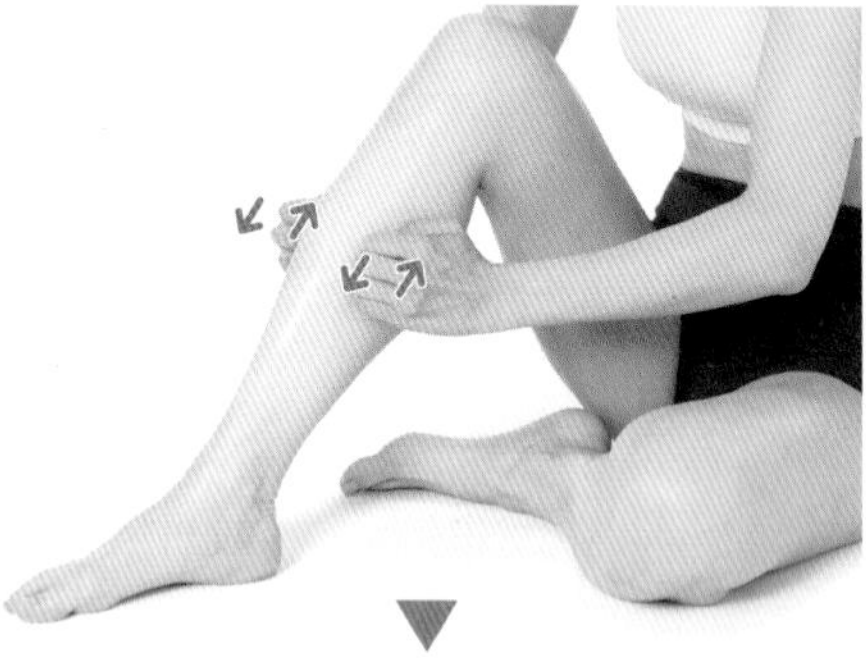

▼

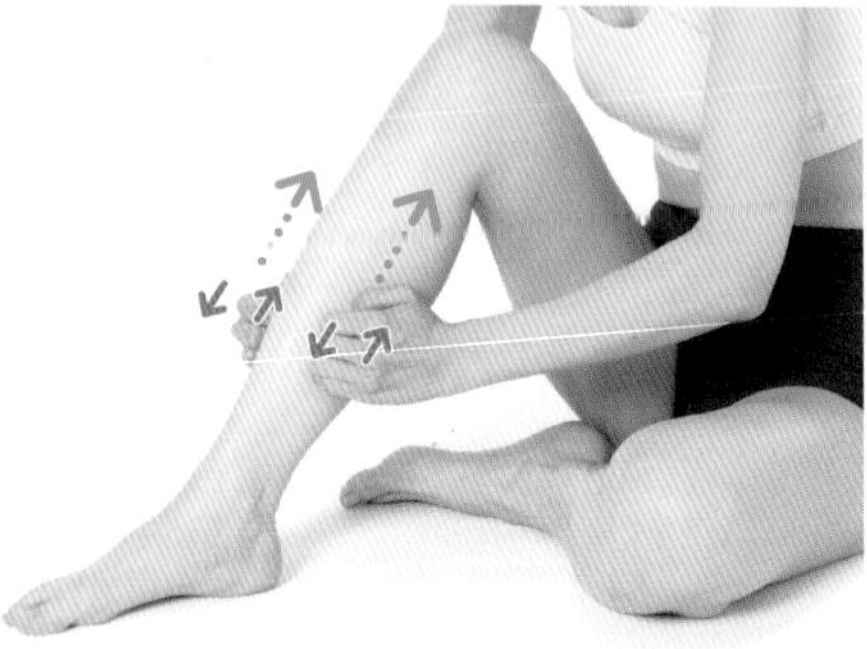

「自律神経を整える」 & 「唾液を出す」 マッサージ

胃の不調は、自律神経失調症の症状のひとつといっても過言ではありません。ストレスを感じるとお腹が痛くなるのは誰でも経験のあるところ。ストレス、アルコール、たばこなど、交感神経を過剰にするものは要注意です。また食事が食べやすくなる「唾液の出る」マッサージもご紹介します。

自律神経を整えるマッサージ

POINT

自律神経を整えるツボ
膻《だん》中《ちゅう》を刺激する

膻中は、胸の真ん中、乳頭の高さにあるツボです。緊張や不安、ストレス、イライラ、息苦しさ、また悲しみや寂しさを感じてつらいときには、ぜひお試しください。精神安定の作用があり、自律神経の乱れを整えてくれます。また不眠などにもよく、寝る前のマッサージもおすすめです。

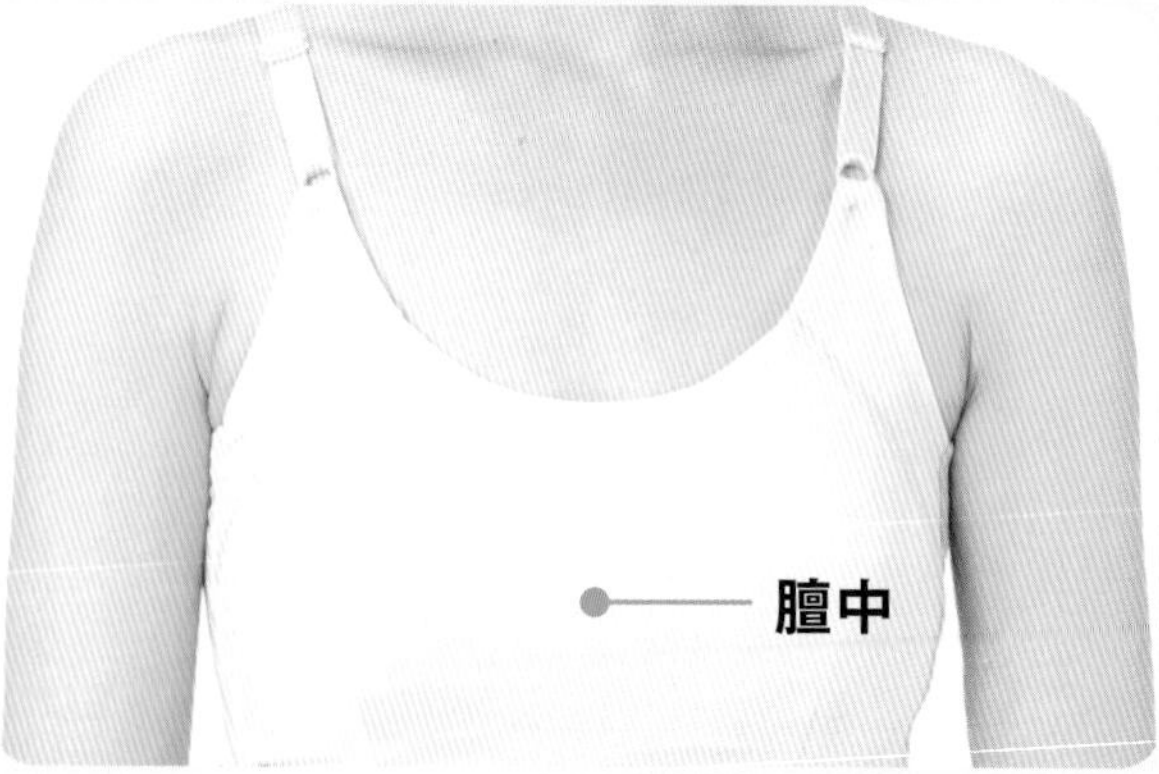

自律神経を整えるマッサージ の流れ

胸の真ん中に手をあて、上下にこする

位置がわかりやすいので、ツボを探すのはカンタンです。押してみると強い痛みが出ることが多くあります。そのため、軽くなでこするように手を上下に動かしましょう。10往復ほどが目安です。手は「胃マッサージ」などと同じ握り方で。

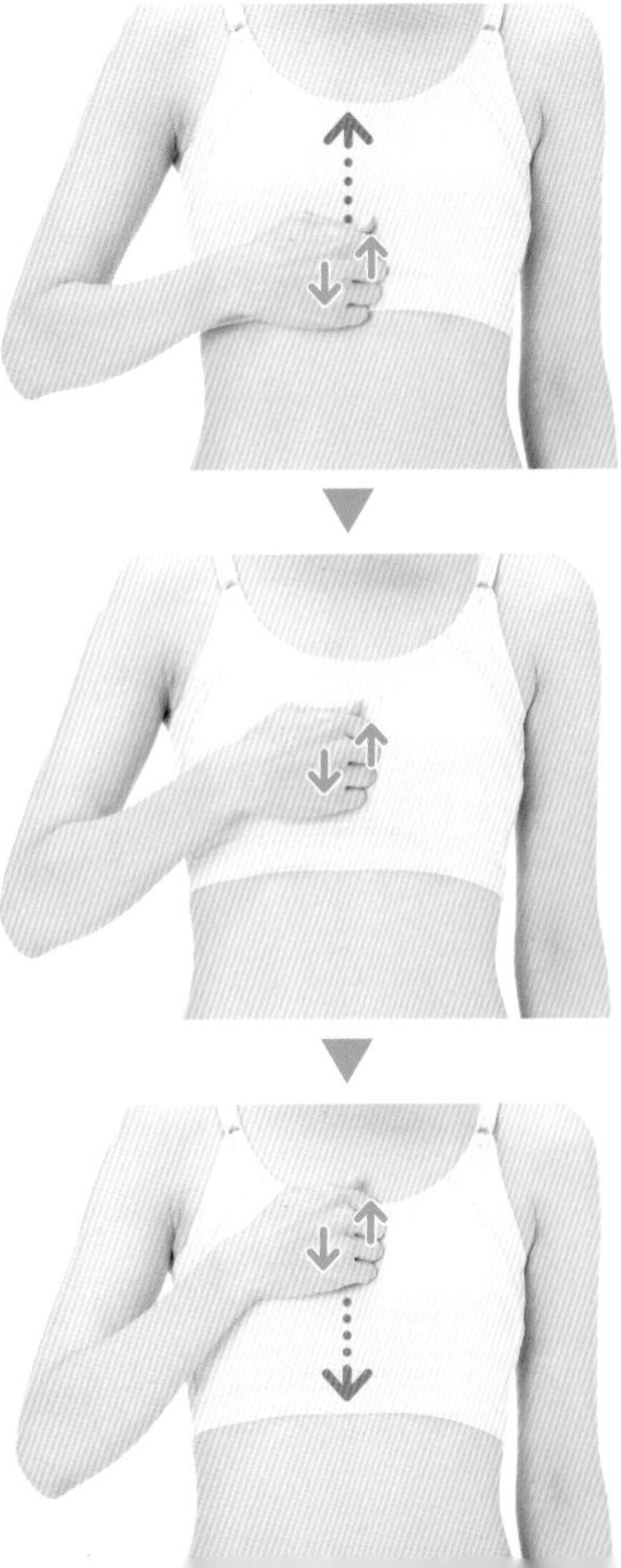

唾液を出すマッサージ

POINT

舌下腺《ぜっかせん》・顎下腺《がっかせん》を刺激する

唾液《だえき》には、消化を助ける、口から入る細菌の増殖を防ぐ、口の中を清潔に保つ、飲み込みやすくする、味を感じやすくするなど、欠かせない役割があります。しかし、加齢とともにどうしても唾液の分泌量は減りがちに。食事の前に唾液を出すマッサージをし、長く食事を楽しめるようにしましょう。顎《あご》の下にある唾液腺「舌下腺」「顎下腺」を刺激します。

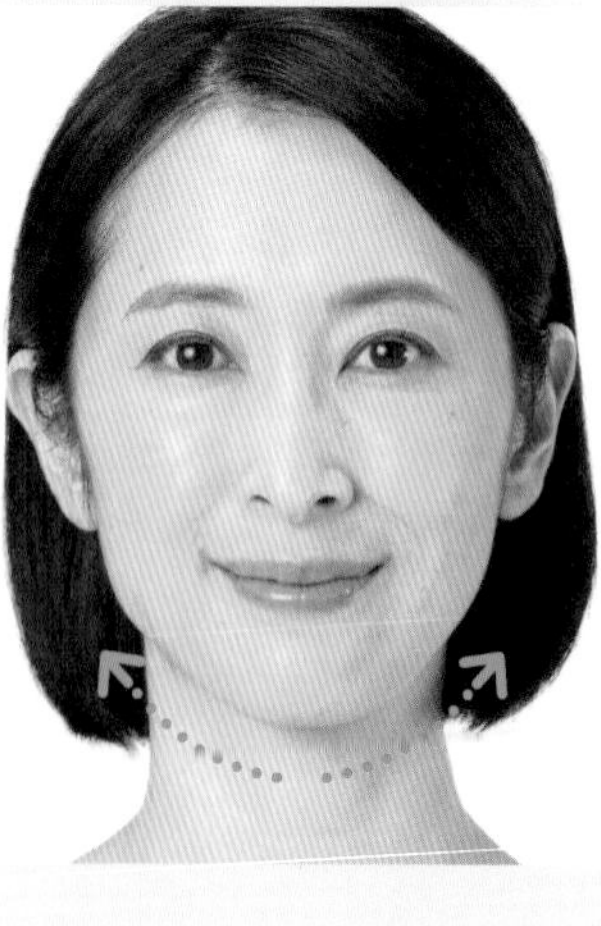

唾液を出すマッサージの流れ

顎の下側にある唾液腺を刺激する

やり方はカンタン。親指を顎の下にあて、人差し指と中指で顎をつまむようにします。そのままグリグリと親指、人差し指、中指を左右に動かしながらもんでいき、横へ少しずらしていきます。顎骨の終わりくらいまでもみ、4～5回、顎の先端から外側へマッサージを繰り返します。

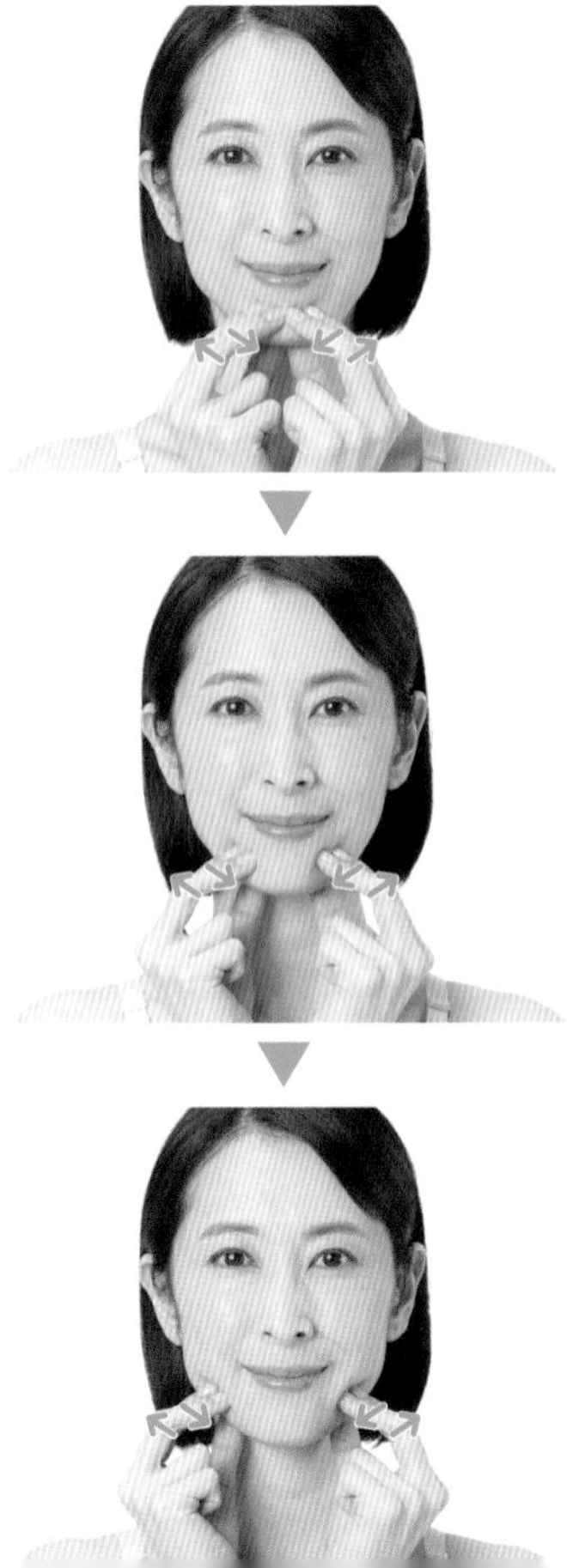

PART 2

胃の不調の原因を
胃マッサージで防ぐ

食事の前に1分もむだけ！
誰でもすぐに食欲がわく、
胃の不調が改善する胃マッサージ

中高年になると、「ものが食べられない」という悩みを抱える人が増える

みなさんが、日々の生活の中で楽しみにしていることは何ですか？
旅行に行くことでしょうか？
体を動かすことでしょうか？
ご家族との団らんでしょうか？
ゆっくりと眠ることでしょうか？

いろいろな意見があると思いますが、おそらく「**おいしいもの、好きなものを食べること**」を楽しみにしている方は、たくさんいらっしゃるのではないでしょうか。

実際、ソニー生命保険株式会社が2022年8月に、全国のシニア（50〜79歳）の男女1000名を対象に行った「シニアの生活意識調査2022」によると、「現在、楽しみにしていることは何ですか？」という問いに「グルメ」と答えた人は男女合わせて28・5％、「この1年間、孫のためにどのようなことにお金を使いましたか？」という問いに「一緒に外食」と答えた人は43・5％、「今後、孫としたいこと」という問いに「外食」と答えた人は54・7％にのぼっています。

また、旅行に行くことを楽しみにしている人、今後、孫と旅行に行きたいと思っている人もそれぞれ45・3％、54・7％にのぼっていますが、旅先での食事を楽しみにしている人も多いはずです。

年齢を重ねると、若いころに比べて体力や気力がどうしても衰えてくるため、楽しめることが減っていきます。

食事は人間にとって、最後に残される楽しみ、幸せ、喜びであるといってもいいかもしれません。

そのため、ほとんどの人が「いつまでも、好きなものを好きなだけ食べられる状態をキープしたい」と願っているのではないでしょうか。

ところが、中高年になると、「ものが食べられない」という悩みを抱える人も急増します。

私のところに施術に来られたお客さまの中にも、「食欲がなくなった」「食べてもすぐお腹がいっぱいになってしまう」という方が、たくさんいらっしゃいます。

その大きな原因の一つとなっているのが、加齢やストレスなどによる消化器官、特に**胃の働きの低下**です。

「何らかの疾患によって食欲が低下する」「年齢を重ね、体調不良や筋力の低下によって外出などがおっくうになり、運動量が減って空腹を感じにくくなる」といったケースもあるのですが、胃の働きが低下し、食べものをうまく消化できなくなったために、体にさまざまな不調があらわれたり、食欲が低下したり、すぐに満腹感を覚えたりする人が少なくないのです。

食事の前に1分、お腹をグリグリとマッサージするだけで、胃の不調が改善され、食欲がわいてくる

しかし、加齢やストレスなどによる胃の働きの低下や、それに伴う食欲の低下などの症状に対し、西洋医学ではなかなか、適切な治療を行うことはできません。胃薬などを処方されても、症状が改善しないということもあるでしょう。

そこで、ぜひ試していただきたいのが、胃マッサージです。

「食欲がない」「すぐにお腹がいっぱいになる」「胃もたれや胸焼けが多くなった」「みぞおちのあたりが痛む」といった症状だけでなく、お通じが悪い人、背中や肩、腰などが痛むという人も、ぜひ胃マッサージをやってみてください。

詳しいやり方については、PART1でお伝えしていますが、胃マッサージでは、食事の15分ほど前か直前に1〜2分、おへその上からみぞおちあたりまでを軽く握った手でグリグリとマッサージすることで、**胃の特効薬的なツボである「中脘」**や、その周辺にある**「上脘」「下脘」**といったツボを刺激します。

東洋医学では、体には「気」というエネルギーが巡っていると考えられており、その通り道を「経絡《けいらく》」と呼んでいます。
経絡の途中にある、気の集まりやすい重要ポイントが「経穴《けいけつ》」＝ツボです。
ツボは体じゅうに無数にあり、それぞれが心臓、肺、胃、腸などの部位を司っています。

体の部位が何らかのダメージを受けたり調子が悪くなったりすれば、気の流れが乱れ、その部位を司るツボにも何らかの変化があらわれますが、逆にツボを刺激することで、体の部位の不調を改善することもできます。


中脘は、おへそから指5本分上にあるくぼみ。

おへそに小指をあてたとき、ちょうど親指がくる位置にあるツボで、ここを刺激することで、食べものの消化に必要な胃のぜん動運動を促し、**お腹の膨満感や胃もたれ、胃下垂、胃炎**といった症状を改善することができます。


また、胃の不調が、疲れや冷え、肩こり、背中の痛み、腰痛などを引き起こしていることも少なくありません。

中脘を刺激すると、胃の働きが良くなり、しかも全身の血流が良くなるため、胃の不調からくるそうした症状も改善されます。

上脘は、中脘から親指1本分上のくぼみにあるツボで、逆流性食道炎や胃酸過多症、胃もたれの改善などに効果的です。

下脘は、おへそから指3本分上のくぼみにあるツボで、胃から腸への食べものの移動を促し、消化不良やお腹の膨満感、胃もたれの改善などに効果があります。

マッサージによってこれらのツボを刺激すると、血流が良くなって、すぐにお腹の周りがポカポカと温かく感じられるようになります。

そして、胃の消化活動が活発になり、胃の不快な症状が改善され、食欲がわいてきますし、お通じも良くなるはずです。

食事の前後に胃の不調を感じやすい人は、マッサージをすることで、食事の不安が減り、おいしく食事をすることができるでしょう。

足の胃マッサージなどもプラスして、いつまでも食事を楽しめる体をつくる

この、基本の胃マッサージだけでも、十分に胃の不調が改善され、食欲がアップしますが、いつまでもおいしく食事をしたいという方におすすめしたいのが、足の胃マッサージです。

足には、胃をはじめ、消化器官に効くツボがたくさんあり、それらを刺激することで、ムカつきや痛みなど、胃の不調全般、下痢などが改善され、食べものの消化・吸収が促されます。

足のツボを刺激すると、足そして全身の血流が良くなり、心身のだるさが解消さ

れたり、足が軽くなったりもするため、活力がわき、外出が楽しくなって活動量が増え、お腹がすきやすくなるはずです。

東洋医学では、胃と脾《ひ》は表裏の関係にあると考えられており、胃には食べたものを消化・吸収する働きが、脾にはそれをもとに、体が必要とする気や血などをつくる働きがあり、両者の協力によって栄養が全身にまわります。

そして、胃に不調があると、吐き気やげっぷなどが起こり、脾に不調があると、下痢や胃下垂などが起こるとされています。

経絡は縦に走る「経脈」と横を走る「絡脈」に分かれますが、足の胃マッサージは、「陽明胃経」「太陰脾経」という2つの経脈をおさえており、胃と脾に関するさまざまな症状に効果的なのです。

さらに、できればプラスしていただきたいのが、「**膻中**《だんちゅう》」という、胸の真ん中にあり**自律神経を整えるツボ**を刺激するマッサージと、舌下腺・顎下腺を刺激し唾液の分泌を促すマッサージです。

原因が加齢であれストレスなどであれ、胃の不調は自律神経失調症の症状の一つであるといっても過言ではなく、自律神経のバランスを整えることが、不調の改善につながります。

一方、唾液の分泌量が増えると、食べものが消化されやすくなって胃の負担が軽くなるほか、食べものを飲み込みやすくなり、味を感じやすくなるため、食事が楽しくなります。

ちなみに、唾液には免疫グロブリンという免疫物質が含まれています。

免疫グロブリンは、口の中に侵入したウイルスや病原体を洗い流したり、口腔粘膜に付着するのを防いだりする働きをしています。

唾液が多く分泌されれば、病気にもかかりにくくなるのです。

まずは基本の胃マッサージをしたうえで、余力がある方は、ぜひこれらのマッサージも試してみてください。

何もしなければ、加齢やストレスなどによって、胃の働きはどんどん悪くなり、心や体にもさまざまな影響があらわれます。

しかし、マッサージによってさまざまなツボを刺激し、胃の働きが改善されれば、食欲がわき、好きなものをおいしく食べることができるようになり、人生が何倍も楽しいと感じられるでしょう。

また、胃が健康になって栄養が吸収されやすくなり、血流やお通じが良くなれば、生きる活力がわき、若々しく見えるようにもなるはずです。

慢性的な胃もたれ、食欲不振、だるさに悩んでいる人は「胃のツボ」を押すと鈍い痛みがある

胃の調子の良し悪しは、中脘を触ればわかる

私がこの仕事を始めてから25年以上になりますが、比較的早い時期から、胃マッサージの大切さを認識していました。

そもそも中脘は、「胃の調子が悪い」「胃もたれや胸焼けがする」「食欲がわかない」といった不調を訴える患者さんの治療をするときには、必ずマッサージします。また、本人に自覚症状がなくても、胃に問題を抱える人は、施術中に中脘を触ると必ずわかります。

胃が健康で、正常に機能している状態なら、中脘を押したとき、指がスッと入っ

ていきます。

ところが、胃が不調できちんと働いていないと、中脘を押したときにこりを感じたり、指が押し返されるような感じがしたりするのです。

そして、私のこれまでの経験からすると、**若い人よりも年齢を重ねた人**のほうが、中脘にこりを感じることが多いといえます。

ちなみに、胃の不調を抱えている人は、中脘を押した（押された）ときに、ズーンと重くなるような、鈍い痛みを感じます。

加齢がもたらす、胃の機能の低下

なお、慢性的な胃もたれや胃の膨満感、みぞおちの痛みなど、腹部の不快な症状のことを医学用語で「ディスペプシア」といいます。

中でも、胃カメラや超音波検査などで検査をしても、胃がんや胃潰瘍など症状を引き起こす病気が見つからず、胃の働き（機能）の低下が原因となっていると考えられるディスペプシアは「機能性ディスペプシア」と呼ばれています。

胃の働きが低下する原因としてはさまざまなものが挙げられますが、加齢もその一つです。

私たちが食事をすると、胃の筋肉は、胃を広げて食べものが入るスペースをつくり、「ぜん動運動」（前進を伴う収縮運動）によって食べものを動かして小さくすりつぶします。

そして食べものは、胃酸や、タンパク質分解酵素のペプシンなどを成分とする胃液と混ぜ合わされ、ドロドロのおかゆのような状態になり、ぜん動運動によって腸へ送り出されます。

その過程で、食べものと一緒に入り込んだ細菌は胃酸によって殺菌され、体に有害な物質は嘔吐《おうと》によって体外に排出されます。

胃が正常に働くためには、胃の筋肉が活発に動くこと、胃の粘膜に血液が送られ、酸素や栄養が十分に届くこと、胃の粘膜が粘液によって守られていることが不可欠です。

しかし年齢を重ね、筋力が低下すると、胃の弾力がなくなり、胃の上部がうまく広がらなくなったり、ぜん動運動が弱くなったりします。

さらに、胃酸やペプシンなどの分解酵素の分泌が減るため、「食べものがたくさん入らなくなる」「消化に時間がかかるようになる」「食べものを腸へ送り出す力が弱くなる」といったことが起こって、食べものの流れが悪くなり、少し食べただけですぐにお腹がいっぱいになったり、胃もたれしたり、食欲がわかなくなったりしてしまうのです。

それだけではありません。

年齢を重ねると、食道と胃の間で弁の働きをする筋肉も衰えるため、胃酸が逆流して食道の粘膜を荒らす「**逆流性食道炎**」が起こりやすくなります。

一方、年齢を重ねたり、胃炎などを放っておいたりして胃が老化すると、粘膜が薄くなり、粘膜の血流が悪くなり、粘液の分泌も減ります。

その結果、粘膜が胃酸などによって荒らされ、胃がもたれたり胸焼けしたりしやすくなり、さらに胃の老化が進むという悪循環が起こってしまうのです。

加齢による肝臓や口腔内の機能の衰えが、胃の不調の原因になることもある

ちなみに、肝臓の老化が、お腹の膨満感や胃もたれの原因になることもあります。

炭水化物やタンパク質と違って、脂肪は、口や胃では消化できません。そのため、脂肪は十二指腸に送られ、そこで脂肪を分解する胆汁によって消化されます。

胆汁は肝臓でつくられますが、肝臓が老化すると、胆汁の分泌が減り、十二指腸での脂肪の消化に時間がかかるようになります。

そして、十二指腸が脂肪を消化している間、胃は働くことができません。すると、胃にどんどん食べものがたまっていき、やはりお腹の膨満感や胃もたれにつながってしまうのです。

ほかに、唾液の分泌量の減少や噛《か》む力の低下など、加齢による口腔内の機能の衰えも、胃や体への負担を増やします。

年齢を重ねると、唾液腺が委縮して唾液の分泌量が減少したり、あごの筋力が衰えて噛む力が弱くなったりします。

唾液の分泌量が減ると、口の中が乾燥して衛生状態が悪くなり、歯周病や虫歯、口内炎や舌炎などになりやすくなり、歯周病や虫歯が進行して入れ歯になると、噛む力はますます弱くなります。

唾液が減り、噛む力が弱くなると、食べものを十分に消化できないまま、食道や胃へ送り込むことになるため、当然のことながら、胃への負担が増えます。

一方で、歯周病や虫歯、口内炎や舌炎などによって痛みや不快感が生じると、食事がとりづらくなりますし、舌炎が続くと、味を感じるのに必要な味蕾《みらい》が萎縮し、食べものの味を感じにくくなるため、食欲も落ちます。

なお、近年、新型コロナウイルスへの感染対策のため、多くの人が四六時中マスクをつけたり、外出や会話を控えたりするようになっています。

そのため、唾液の分泌量が減り、口の中の細菌が増えること、口腔内の機能が低下し、それが原因で病気にかかる人が増えることが懸念されています。

胃マッサージで、加齢に伴うお通じの悩みも解消される

このように、加齢は、胃や肝臓、口腔内や食道といった消化器官の機能を衰えさせ、機能性ディスペプシアを引き起こしたり、食欲を奪い、生活の質を大きく低下させたりします。

では、どうすれば加齢に伴う機能性ディスペプシアや食欲の低下に対処し、いつまでも食べることを楽しみ続けることができるのでしょうか。

西洋医学では、生活習慣の改善に加え、消化管の運動機能を改善する薬や胃酸の

分泌を抑制する薬による治療が行われますが、みなさんにぜひ実践していただきたいのが、胃マッサージです。

すでにお伝えしたように、胃マッサージを行い、中脘をはじめ、胃に関するツボを刺激することで、機能性ディスペプシアの原因となる胃の機能の低下が改善されますし、舌下腺・顎下腺を刺激することで、唾液の分泌が促されるからです。

なお、特に女性の場合、年齢を重ねてお通じが悪くなる人がたくさんいらっしゃいます。

近年、「腸活」という言葉をよく耳にするようになり、お通じが悪い人はすぐに「腸の働きを良くしなければ」と思ってしまいがちなのですが、実は**胃マッサージをすることで、お通じも良くなります。**

これは、私が治療を行う中で、何度も実感したことです。

考えてみれば当然のことなのですが、食べものは体内に入ると、まず胃で消化されてから腸に運ばれます。

つまり、胃でしっかり消化されなければ、腸に負担がかかり、腸内環境の悪化を招き、結果としてお通じにも影響が出てしまうのです。

お通じに悩みを抱えていて、「腸活をしてみたけれど、あまり効果が得られなかった」という人も、ぜひ胃活＝胃マッサージを始めてみてください。

ストレスや不規則な生活習慣……。
胃の不調は、自律神経の
乱れによってももたらされる

自律神経のバランスの乱れも、胃の機能を低下させる

機能性ディスペプシアを引き起こす胃の機能低下の原因は、ほかにもあります。それは、ストレスや不規則な生活習慣などによる自律神経のバランスの乱れです。

人の神経は、脳や脊髄にある「中枢神経」と、全身にある「末梢神経」に大きく分けることができ、末梢神経は「体性神経」と「自律神経」に分けられます。

このうち自律神経は、心臓や肺、胃腸、肝臓、膀胱《ぼうこう》、唾液腺、内分泌腺、汗腺、瞳孔、血管などにある、意思とは関係なく勝手に働いている神経のことであり、**「交感神経」**と**「副交感神経」**によって成り立っています。

基本的には、交感神経が優位になると、体は緊張状態になり、副交感神経が優位

になるとリラックスします。

両者がシーソーのようにバランスをとることにより、生命を維持するために必要な、胃腸の働きや心臓の動き、代謝、体温などの調整が行われており、胃のぜん動運動も自律神経によって保たれています。


ところが、自律神経のバランスが乱れ、交感神経と副交感神経のどちらかが極端に優位になりすぎると、心身にさまざまな不具合が生じ、胃の機能も低下します。

そしてストレスは、自律神経のバランスを乱す、もっとも大きな原因の一つです。


仕事が忙しいとき、人間関係などで深刻な悩みを抱えたとき、食欲が落ちて食べものが喉《のど》を通らなくなったり、胃が痛くなったり、胃もたれや胸焼けがしたり、下痢や便秘になったりした。

みなさんの中にも、そんな経験がある人はたくさんいらっしゃるでしょう。

それらはいずれも、ストレスによって自律神経が乱れ、胃をはじめとする消化器官の機能が低下したために起こる症状なのです。

ストレスを受けると、胃や腸の調子が悪くなる理由

プレッシャーや恐怖、不安を感じたり、悩みを抱えたりすると、交感神経が優位になり、体内にノルアドレナリンやアドレナリンといった神経伝達物質や副腎皮質ホルモンが分泌されます。

これらは、基本的には血糖値や血圧、心拍数、呼吸数、体温などを上げる、皮膚や粘膜などの血管を収縮させる、筋肉や神経を緊張させる、発汗を促す、瞳孔を拡大させるといった働きをし、胃や腸などの消化機能も低下させます。

交感神経が優位になると、ほかにもコルチゾールやグルカゴン、甲状腺ホルモン

といったホルモンも分泌されます。

そのうちコルチゾールは「**抗ストレスホルモン**」とも呼ばれ、糖やタンパク質などの代謝を促す、血圧や血糖値を上げる、炎症反応を抑えるなどの働きをします。

これらはいずれも、ストレスと戦うため、体を活性化させる反応です。

たとえば敵に襲われ、命の危険に遭遇した（ストレスを感じた）とき、生きものは敵と戦うか逃げるか、どちらかを選ばなければなりません。

とっさに判断し対応するためには、頭や体の働きを活性化させる必要があります。

そこで、生きものの体は、ストレスを感じると、消化機能などの働きを抑え、その分、脳や心臓、肺、筋肉などに、いつもより多くの血液、糖分、酸素などを送り込むようにできています。

ストレスを受けたとき、胃腸の調子が悪くなりやすいのはそのためです。

通常は、ストレスを感じて交感神経が優位になっても、その後、気持ちを安定させる神経伝達物質であるセロトニンが分泌され、反応は徐々におさまっていきます。そして、副交感神経が優位になり、体がリラックスモードになると、全身の血流が良くなり、消化器官が活発に動くようになります。

ところが、非常に強いストレスを受けたり、ストレスを受け続けたりすると、副交感神経への切り替えがうまくいかず、交感神経優位の状態が続いてしまいます。

そうなると、心身がいつまでもリラックスできず、胃腸も十分に働くことができないのです。

不規則な生活習慣も自律神経のバランスを乱す

もう一つ、自律神経のバランスを乱す原因としては、不規則な生活習慣が挙げられます。

私たち人間を含め、地球上のあらゆる生きものの体には「体内時計」が組み込まれ、体内時計によって、一定の周期で生命現象や行動を繰り返す「生体リズム」が生み出されています。

生体リズムには、秒単位のものから年単位のものまで、さまざまな種類がありますが、中でも人間の生活と関わりが深いのが、約24時間の周期を持つ概日《がいにち》リズム（サーカディアンリズム）です。

朝になると交感神経が優位になって、体温、血圧、心拍数などが上昇を始め、体が活動モードになり、夕方になると副交感神経が優位になって、体温、血圧、心拍数などが下降し、体が休息モードになるのは、概日リズムの働きによるものです。

また、概日リズムによって、さまざまなホルモンの分泌や各器官の働きもコントロールされています。

しかし、実は、24時間周期というのは地球の自転のリズムによるものであり、人間の体内時計の周期は、実際には約25時間であることがわかっています。

この一時間のずれは、朝日を浴びることでリセットされます。

朝日を浴びると、「幸福ホルモン」とも呼ばれる「セロトニン」という脳内物質の合成スイッチが入ります。

セロトニンには、人に癒やしや安らぎをもたらすほか、自律神経のバランスや体内時計を調整する働きがあり、質の良い睡眠を促す「メラトニン」というホルモンの原料でもあります。

セロトニンがきちんと合成され分泌されることで、自律神経のバランスが保たれ、睡眠の質が向上し、心身の調子が安定するわけです。

ところが、現代社会では、人々は本来眠っているべき深夜まで起きていたり、パソコンやスマートフォンから発される強い光を浴びたりしています。

朝、遅くまで寝ていて、朝日をめったに浴びないという人もいます。

そのような生活を送っていると、当然のことながら、体内時計も生体リズムも自律神経のバランスも狂ってしまいます。

食欲の低下や胃をはじめとする体の各器官の不調などの原因が、こうした不規則な生活に伴う自律神経のバランスの乱れにあることは少なくありません。

なお、栄養の偏りや冷たいものの食べすぎなども、自律神経のバランスの乱れの原因となります。

バセドウ病など甲状腺の病気や更年期のホルモンバランスの乱れによって、自律神経のバランスが崩れることもありますが、そうした疾患がないのに食欲がない、胃がもたれる、胃が痛い、すぐにお腹がいっぱいになる、といった機能性ディスペ

プシアの症状を抱えている人は、薬などに頼る前に、

- 規則正しい睡眠・休息をとる
- できるだけ決まった時間に、よく嚙みながら栄養バランスの良い食事をとる

といったことを心がけつつ、胃や足、そして自律神経のバランスを整える膻中のマッサージを実践してみてください。

胃マッサージは、原因が加齢であれストレスであれ不規則な生活習慣であれ、胃の調子を整えてくれるはずです。

胃が整えば生命力がわく！
消化力、基礎代謝が上がり、
免疫力もアップ！

胃の機能が低下すると、栄養素の吸収率が悪くなり、腸に負担がかかる

胃の不調を改善すること。

それは、全身の健康につながり、生きる力をアップさせます。

私たちは、日々の食事から水分や栄養素を摂取し、体をつくる材料にしたり、生命活動を維持したりしています。

口からとった食べものは、口腔内や胃、小腸などで消化（体内に吸収しやすい形に分解）されて、主に小腸で吸収され、残りは大腸に送られて、便として排泄《はいせつ》されます。

すでにお伝えしたように、その中で胃は、「食べものをいったん蓄え、タンパク質などを分解しつつ、小腸で消化・吸収しやすいような状態にする」という働きをしています。

つまり、胃の機能が低下し、食べものが十分に消化されないまま腸に運ばれると、体に必要な栄養素の吸収率が悪くなったり、腸の負担が大きくなったりしてしまうのです。

その結果、起こるのが、栄養不足による体の各器官の機能の低下であり、基礎代謝の低下であり、免疫力の低下です。

体内のアミノ酸不足が、さまざまな心身の不調の原因となる

たとえば、食べものによって摂取されたタンパク質は、胃などの働きによってアミノ酸へと分解されます。

アミノ酸は、体内で次のような働きをしています。

- 筋肉や骨、皮膚、爪、髪、血液、内臓などの材料となる
- 神経伝達物質の材料となる
- エネルギー源として使われる
- 免疫抗体として働き、感染症などから体を守る
- ホルモンとして働き、さまざまな生理作用を調節する
- 酵素として働き、代謝を調節する

つまり、人間の成長や発育、生命活動や健康の維持に欠かせないのが、アミノ酸なのです。

ところが、胃が十分に働かず、アミノ酸の吸収率が低下すると、「筋肉量が減る」「肌や爪が荒れる」「髪が抜ける」「気力が低下する」「疲れやすくなる」「貧血や冷えが起こりやすくなる」「内臓の働きの低下や免疫力の低下により、体の不調が起こりやすく、病気にかかりやすくなる」といった、さまざまなトラブルが起こるようになります。

体内のアミノ酸が不足し、筋肉量が減れば、基礎代謝量が低下し、それに伴う冷えやさまざまな体の不調も起こりやすくなります。

基礎代謝とは、呼吸をする、体温を維持する、内臓を動かす（ぜん動運動なども含まれます）など、生命活動を維持するために行われる生理的な活動に必要なエネルギーのこと、簡単にいえば「ただ生きているだけで消費するエネルギー」のことです。

郵 便 は が き

切手を お貼りください

105-0003

（受取人）

東京都港区西新橋2-23-1
3東洋海事ビル

（株）アスコム

死ぬまで楽しく食事をしたけりゃ
胃をもみなさい

読者　係

本書をお買いあげ頂き、誠にありがとうございました。お手数ですが、今後の出版の参考のため各項目にご記入のうえ、弊社までご返送ください。

お名前		男・女	才
ご住所　〒			
Tel	E-mail		
この本の満足度は何％ですか？			％
今後、著者や新刊に関する情報、新企画へのアンケート、セミナーのご案内などを郵送または eメールにて送付させていただいてもよろしいでしょうか？ □はい　□いいえ			

返送いただいた方の中から**抽選で3名**の方に
図書カード3000円分をプレゼントさせていただきます。

当選の発表はプレゼント商品の発送をもって代えさせていただきます。

※ご記入いただいた個人情報はプレゼントの発送以外に利用することはありません。

※本書へのご意見・ご感想およびその要旨に関しては、本書の広告などに文面を掲載させていただく場合がございます。

●本書へのご意見・ご感想をお聞かせください。

ご 協 力 あ り が と う ご ざ い ま し た 。

大人の場合、肝臓（27％）、脳（19％）、筋肉（骨格筋、18％）の3器官のみで、基礎代謝の6割以上を消費しているといわれています。

中でも筋肉は、人体でもっとも熱を生み出している器官であり、筋肉量が減れば、体温が低下します。

さらに、内臓の体温が1度下がると、基礎代謝量は約12％下がるといわれています。

つまり、胃の働きが悪くなり、アミノ酸の吸収率が下がると、

筋肉量が減り、基礎代謝量が低下する

⬅

体温が下がり、血流が悪くなる

⬅ **ますます基礎代謝量が低下する**

という悪循環に陥ってしまいやすいのです。

そして、体温が低下し、体が冷えると血流が悪くなります。酸素や栄養素、体を病気から守る免疫細胞は血液に乗って全身に運ばれるため、血流が悪くなると、体の各器官が活動するのに十分な酸素や栄養素を得られなくなり、機能が低下したり、免疫細胞がしっかり働けなくなり、病気にかかりやすくなったりしてしまいます。

基礎代謝量が低下すると、太りやすく病気になりやすい体になる

筋肉量が減って基礎代謝量が低下すると、太りやすくもなります。

体は、食べものによって得られた糖質や脂質を、基礎代謝をはじめ、さまざまな活動のエネルギー源として消費しますが、使いきれずに余った分は筋肉や肝臓に蓄えられます。

ところが、筋肉や肝臓の貯蔵スペースには限りがあるため、体は、そこに入りきらなかった余分なエネルギーを中性脂肪に変え、脂肪細胞に蓄えます。

基礎代謝量が低下すると、その分エネルギーが消費されにくくなり、脂肪が増えてしまうのです。

なお、脂肪には皮下脂肪と内臓脂肪がありますが、肥大化した内臓脂肪からは糖尿病や高血圧、がんなどの原因となる20種類以上の悪玉ホルモンが分泌されていることがわかっています。

胃の働きが悪いと、腸内環境も悪化する

それだけではありません。
胃がきちんと働かず、腸の負担が増えると、腸内環境が悪化して、やはり免疫力が低下します。

腸には約1000種類の腸内細菌がいるといわれており、それらは大きく、

- 消化・吸収を助け、健康を維持する働きをする善玉菌
- 腸内を腐敗させ、毒素や発がん物質、有毒ガスなどを産生させ、病気や老化の原因をつくる悪玉菌
- 普段はおとなしくしているが、体が弱ったりすると悪い働きをする日和見菌

の3つに分けられます。

この3種類はバランスをとりながら存在しており、若いとき、健康なときは善玉菌が優位なのですが、年齢を重ねたり、体が弱ったり、腸内環境が悪化したりすると、悪玉菌が優位になります。

そして、胃や腸の働きが悪くなり、消化しきれなかった食べものが腸内に残るようになると、それらが腐敗して有害物質を発生させ、腸内環境が悪化します。

悪玉菌が出す毒性物質は大腸のぜん動運動を鈍くさせるため、悪玉菌が増えると便秘がひどくなり、腸内環境がますます悪化するという悪循環が起こりますし、悪玉菌が活発に働くと、有毒ガスやアンモニアなどの腐敗物が発生し、腸の粘膜の毛細血管を通して全身にまわり、体臭や肌荒れなどの原因となります。


また、口や鼻から体内へ侵入したウイルスや病原菌などから体を守るために、腸には免疫細胞の約70％が集まっているといわれており、胃酸などによって殺菌されなかったウイルスや病原菌は、腸の免疫細胞によって退治されます。

しかし、腸内細菌のバランスが悪いと、免疫細胞が十分に働くことができず、やはり病気にかかりやすくなってしまいます。

胃の不調が肩や腰、背中の痛みを引き起こすこともある

ちなみに、肩こりや腰痛、背中痛などの原因が、胃の不調にあることも少なくありません。

加齢や自律神経のバランスの乱れなど、何らかの原因によって胃の調子が悪くなると、人は無意識のうちに、胃に負担をかけないよう、前かがみになりがちです。前かがみになると、肩甲骨を支えている僧帽筋《そうぼうきん》や肩甲挙筋《けんこうきょきん》といった筋肉に負担がかかり、肩がこりやすくなるのです。

あるいは、背中にある菱形筋《りょうけいきん》という筋肉が胃とつながっており、胃が疲れたり、

ストレスを受けたりすると、菱形筋がこわばって硬くなり、やはりこりや痛みが生じやすくなります。

また、アミノ酸不足によって体が冷え、血流が悪くなると、それも肩こりや腰痛、背中の痛みなどの原因になります。

そして、胃が弱って肩がこったり背中が痛くなったりする ⬇ そのこりや痛みで背中を丸めた姿勢になる ⬇ 内臓が圧迫され、さらに胃の動きが悪くなるという悪循環が起こってしまうのです。

私のところにも、胃の不調が原因で、肩や腰、背中の痛みを感じるようになった患者さんがたくさんいらっしゃいます。

肩や腰、背中をマッサージしても、頭のマッサージをしても痛みが残っているため、中脘を触ると、案の定こりがある。

そのこりをとると、痛みがスッととれる……ということが何度もありました。

特に、腰の上あたりから肩甲骨の下あたりまでが痛む人は、胃の調子が悪くなっている可能性が高いといえます。

このように、胃の働きが衰えると、基礎代謝量や免疫力が低下し、さまざまな体の不調があらわれ、健康が損なわれやすくなります。

東洋医学では、胃は生命力を生み出す源だと考えられている

さて、今までは、西洋医学における胃の働きについてお伝えしてきましたが、こ

ここからは、東洋医学において、胃の働きがどのようにとらえられているかをお話ししましょう。

まず、東洋医学では、内臓は次のように、表と裏に分けられています。

表の内臓（五臓《ごぞう》）：「肝」「心」「脾《ひ》」「肺」「腎」
裏の内臓（六腑《ろっぷ》）：「胆」「小腸」「胃」「大腸」「膀胱」「三焦《さんしょう》」

「五臓六腑」という言葉は、これらの総称です。

五臓は主に「気」や「血」の生成、貯蔵、運搬を行い、六腑は飲食物を受け入れたり、消化したりします。

六腑とは、西洋医学でいうところの消化器官に近い概念だととらえるといいかもしれません。

細かい説明は省きますが、五臓と六腑は協力関係にあり、胆は肝に、小腸は心に、胃は脾に……といった具合に、六腑は五臓にエネルギー（栄養）を送り、それによって、五臓は正常に働くことができます。

また、東洋医学では、体を働かせる「気」と体を形作る**「血」が生命力**そのものだと考えられています。

血自体に動く力はなく、気というエネルギーが合って初めて全身に運ばれますが、気は気で、血からの栄養分によって力を発揮します。

気と血はお互いに依存協力し合って、それぞれの作用が発揮されるのです。

そして、気は、胃（という場所）で消化・吸収された栄養が脾（という機能）によって肺に送られ、肺で吸い込んだ空気と合成されてつくられ、全身に運ばれます。

一方、血は、心に運ばれた気が変化してできるものです。

つまり、東洋医学においては、胃こそが生命力を生み出す源であるととらえられているわけです。

胃マッサージによって、胃の調子を整えること。

それは、単に胃を健康な状態にするだけでなく、西洋医学的にも東洋医学的にも、生命力にあふれた、病気にかかりにくい体をつくることにつながるのです。

PART 3

胃マッサージで「胃の不調がなくなった」「食事が楽しくなった!」体験談

70代／女性

「食べてすぐお腹がいっぱいになる」が改善！マッサージで胃が動くように！

疲れたり、ストレスを感じたりすると胃に症状が出やすく、首や肩のこり、体の緊張がとれないことが多くありました。

首や肩のこりで悩んでいたところ、寺林先生に「首や肩のこりがとれにくい人は、筋肉の問題ではなく胃のケアで改善することがある」と聞き、胃マッサージをしてもらいました。

それから、自分でも胃をもむようにしたところ、全身がラクになり、ストレスで胃に症状が出ていたのだと実感。

ふだんから胃腸が弱っているのを感じ、食欲があまりなかったり、すぐにお腹がいっぱいになったりしていたのに、胃が動くようになったのを感じます。

また、このマッサージのすごいところは、下痢をしにくくなったこと、そして胃のムカつき、胃痛もなくなったことです。

食べると体が大変になるので、少し面倒だという気持ちを抱えていましたが、今では気持ちがラクになり、食事を前より楽しめるようになりました。

外食など胃が疲れそうなときにマッサージをしておくと、安心して食事を楽しめるのも嬉しいです。

寝つきにくさ、睡眠障害の悩みも少しずつ良くなってきたと感じています。

60代／女性

お腹がすく回数が増え、日々体がラクに！長年の悩みだった胃腸の弱さが改善した！

冷え、肩こり、足や臀部《でんぶ》のハリやこり、そして長年の内臓の動きの弱さに悩んでいました。

胃腸が弱いのは、ずっと悩んでおり、そのせいで気持ちが落ち込んだり、体を心配して思うように食事ができなかったり。

このまま体がつらいのはイヤだなと思っていたときに、寺林先生から胃のケアを教えてもらいました。

東洋医学では、胃のマッサージ、特に中脘のマッサージは全身の血の巡りを良くしてくれるということで、しっかりやりました。

そうすると、お通じが一日2回になるなど増加傾向に！

ほとんどお腹がすく感覚がなかったのに、胃が動いてくれたおかげか、少しずつお腹がすく回数が増えてきました！

胃腸がきちんと動き、お通じが整ったことで、日々体がラクになっていき、不調が減りました。

長年の悩みだった内臓の動きの弱さ（胃腸が弱い）が少しずつ改善されたことで、気持ちも自然と前向きに。

体を心配しなくていい分、仕事などにしっかり打ち込めるようになりました。

胃腸の大切さを改めて感じています。

全身の血流が良くなったおかげか、体の冷えも改善され、いいことずくめです。

70代／女性

ひどい便秘が改善！胃もたれもなくなり、胃腸薬を卒業できた！

もともと、寝つきが悪く、体の悩みは多くありました。
腰痛、頭痛、便秘。そして胃もたれです。
寺林先生の胃マッサージを教えてもらい、食事の直後にマッサージをするように。
そうすると、腸も刺激されるのか、お腹がゴロゴロと動き始めるようになりました。
ひどいときは、3日も便秘が続いていたのに、ほとんど便秘がなくなり、便通もスムーズになりました。

マッサージのおかげで悩みが一つ減り、とても感謝しています。

また、今まで食後によく寝てしまい、起きると胃がもたれ、胃薬を飲むということを繰り返していましたが、マッサージをすると胃もたれをしにくくなり、胃薬を飲まなくてもすむようになりました。

場所を選ばず、どこでもできるので本当に助かっています。

便秘も改善されたうえ、胃もたれもなくなり、体もポカポカ温まるのを感じます。

さまざまな症状がマッサージをするだけで改善され、気持ちもスッキリ晴れやかになりました。

50代／女性

胃のムカつきが消え、朝お腹がすくように。胃が元気になり、幸せな気持ちです！

①胃が重くなったり痛くなったりすることがある、②体が冷える、③便がすっきり出ない、の3つの症状に悩んでいました。

まず食欲がない、食事が楽しめないという状態だったのに、マッサージをしてみたところ、食欲不振と胃のムカつきがなくなりました！

そして、お腹がすごくすくようになりましたし、食後にマッサージをやると苦しい感じがなくなります。

また、マッサージの後、胃が温かくなり、胃の「重い」「だるい」といった症状もなくなり、スッキリしています。


お通じに関してはホルモンの薬の影響があるのか、朝ご飯前にすっきり出る日もあればそうじゃない日もありましたが、残便感が少ない気がします。

ただ、マッサージした直後にトイレに行きたくなって、びっくりしました。


このマッサージを覚えてから、毎日、胃のハリ感を意識するようになりました。

触って痛くないときはそのままマッサージしますが、「痛重い」感じがあるときはお灸をするようにしています。

そうすると触ったときに痛くなくなり、トイレにも行きたくなります。

胃の不快感がなくなって、朝起きたときにお腹もすくし、なんだか嬉しいです。

胃が元気だと幸せな気持ちになれますので、これからも続けます。

40代／男性／会社員

仕事の疲れが重なり、強い胃の不調……。生活習慣を変えるきっかけになりました

コロナ以降、ますます胃の調子が悪くなり、慢性的な吐き気、胃のムカつき、小食、下痢、顔色も悪いなどで、周囲も強く心配するようになっていました。

まず、ほとんど食欲がない状態が続いていて、朝起きてもまったく食べられず、昼過ぎに少し食べられるかどうか。ランチも半分以上残すのが普通で、夜だけでもしっかり食べようとお酒の力を借りるので、酒量が増すばかり。

下痢はずっと続いており、健康診断の数字もひどいものになり後悔していました。

寺林先生からは、胃だけでなく全身のこりがひどいので、断酒と胃マッサージを

強くすすめられ、生活習慣を改善するようにアドバイスされました。

胃マッサージをすると、数年来感じたことがなかった胃の動く感じがし、びっくりしました。この胃が動く感じ、お腹がすく感じ、というのが嬉しく、少しずつ食事も増やせるようになっていきました。

正直、毎日飲んでいたお酒をやめるのは不可能と思っていましたが、「マッサージで体が良くなりかけている」という実感が背中を押してくれました。

マッサージをせず、ただ断酒、ということでは気持ちが前向きにならず、生活を改善することはできなかったでしょう。

今では3食しっかり食べられ、胃のムカつき、吐き気、下痢がまったくなくなりました。正直、症状で悩んでいたのがウソのようです。顔色も良くなりました。

結果、断酒も1か月以上続き、再検査でγ-GTP450が90に。

中性脂肪も380㎎／dlが80㎎／dlに。ほかの数字も軒並み正常値に戻りました。

マッサージのおかげで、生活習慣の改善に弾みがつきました。本当に感謝です。

50代／男性

体のだるさ、胃の重さが大幅に軽減！

通院しなくてもできる、体に良いことを教えてもらえ、安心感が増しました。

もともと、体のだるさ、胃の重さ、背中周辺の痛み、胃上部の違和感があったのですが、寺林先生のマッサージを継続すると、体のだるさ、胃の重さは大幅に改善。特に胃上部の違和感がなくなっています。

胃上部は、食道とつながる大事なところと教えてもらったので、自分でも病気にならないようケアを続けていきます。

50代／女性

腸の不調がやわらぎ、食事がしやすくなりました！

もともと、肩こり、かゆみ、姿勢が悪い、手足の冷え性、肌がかぶれやすい、腸の不調、下痢気味になるなどの症状がありました。

寺林先生に姿勢が悪いと胃の動きが悪くなり、全身の血流が悪化し、冷え性も出やすくなると聞き、胃マッサージを開始。

効果は、すぐに出てくれ、まず腸の不調がやわらいだのを実感しました。

そして、だんだんと食事がしやすくなっていきました。

マッサージのおかげで、食事前後の胃の調子に関する不安が軽減されました。

PART 4

マッサージで
胃の調子を整えて、
体に活力を与えよう

胃マッサージで、楽しく食事ができる体を取り戻そう

年齢を重ねたり、不規則な生活を送っていたりすると、食事が楽しめなくなる

「しっかり食事をとらなければと思っているけれど、どうしても食欲がわかない」
「本当は孫と一緒に外食をしたいのに、食事への不安が大きくて気が進まない」
「胃もたれのせいで、夜ゆっくり寝られない」
「胃の調子が悪くて食事が楽しめなくなり、生活の楽しみがなくなった」

この本を手にとったみなさんの多くは、おそらくこうした悩みを抱えていらっしゃるのではないでしょうか。

私のところに来られるお客さまの中にも、胃がもたれたり、食欲がわかなかった

りするために、食事が楽しめなくなったという方がたくさんいらっしゃいます。

胃もたれ、胃の痛み、食欲不振、ムカつき、吐き気、さらにはお通じの悪さといった、胃をはじめとする消化器のさまざまな不調の原因としては、加齢による筋力の衰え、ストレスや睡眠不足、偏った食生活、お酒の飲みすぎなどによる自律神経のバランスの乱れなどが考えられます。

しかし、年齢を重ねること自体は誰にもとめることはできませんし、不規則な生活習慣を正したいと思っても、なかなか実行できないという人は多いでしょう。

胃マッサージで、食事への不安を解消

そこで実践していただきたいのが、この本でご紹介している胃マッサージです。

ＰＡＲＴ１で解説した、胃マッサージや足の胃マッサージ、自律神経を整えるマッサージ、唾液を出すマッサージを行えば、「加齢によって低下した胃の働きが活発化される」「胃もたれや食欲不振の原因となる自律神経のバランスの乱れが改善され、そのほかのさまざまな体の不調も解消する」「唾液の分泌が増え、食事をおいしく食べられるようになり、栄養の吸収率も高くなる」など、さまざまな効果が期待できます。

自律神経のバランスが整い、胃がよく働くようになれば、お通じも良くなり、冷えなどさまざまな体の不調が改善されるでしょう。

食事への不安も解消され、食事が、そして人生が楽しくなるはずです。

つらい胃もたれや胃痛、胸焼け、食欲不振などを改善！

胃の働きが弱くなると、食べものが胃の中に残り、胃もたれの原因となる

「胃もたれ」とは、食べたものが消化されず、いつまでも胃に残っているように感じられたり、胃が重苦しく感じられたりする状態のことです。

お腹が膨れる感じ（膨満感）や胸がつかえる感じ、ムカつき、吐き気などを伴うことも少なくありません。


通常、胃の中の食べものは、食後2～3時間で消化され、十二指腸に送られます。

しかし、何らかの原因で胃の働きが弱くなったり、胃液の分泌量が減ったりすると、食べものがいつまでも消化されず、胃の中に停滞してしまうのです。

胃もたれには、消化の悪いものを食べたときに起こる一時的なもの、慢性胃炎、胃潰瘍、十二指腸潰瘍、ピロリ菌感染、胃がん、あるいはインフルエンザなど、何らかの疾患が原因で起こるものもありますが、特に病気がないにもかかわらず、慢性的な胃もたれが起こることがよくあります。

そして、ＰＡＲＴ２でもお伝えしたように、特に病気がないのに慢性的に胃の働きが弱くなり、胃もたれが起こる原因としては、

・加齢による筋肉や体のさまざまな機能の衰え
・ストレス、睡眠不足、食生活の偏りなどによる自律神経のバランスの乱れや、胃への過度な負担

などが考えられます。

私たちの体内に入った食べものは、ぜん動運動によって、口から食道、胃、十二

指腸、小腸、大腸、そして肛門へと送られ、胃の中でもぜん動運動によって消化が行われます。

ところが、年齢を重ねると、筋力が衰えてぜん動運動を起こす力が弱くなったり、胃酸の分泌が減り、消化機能が低下したりするのです。

また、食べものの消化・吸収は、副交感神経が優位な状態のときに促進されます。仕事や人間関係、お金などに関する悩みや不安、あるいは何らかのトラブルによって過度なストレスを受けたり、睡眠不足に陥ったりすると、自律神経のバランスが乱れて副交感神経の働きが抑制され、胃の働きが低下してしまいます。

ほかに、好き嫌いが激しくて偏食気味だったり、普段から脂肪の多い肉や揚げものなど、脂質が多く消化に時間がかかるものを食べすぎていたり、食事の時間が不安定だったりすると、過度な負担がかかって胃が疲れます。

さらに、**睡眠中は筋肉の収縮や胃の働きがゆっくり**になります。

そのため、寝る直前に食事をとることが習慣化していると、消化に時間がかかって胃の中に食べものが長時間とどまり、やはり胃の疲れや荒れを引き起こします。

更年期の症状として、胃もたれが起こることもある

なお、女性の場合は、女性ホルモンの一つである黄体ホルモン（プロゲステロン）の影響で胃もたれが起こることもあります。

定期的に胃もたれが起こるという人は、月経周期と胃もたれが起こる時期を比べてみるといいかもしれません。

あるいは、45歳から55歳くらいの間に胃がもたれることが多くなった場合、更年期の症状である可能性が高いといえます。

更年期になると、卵巣機能が低下し、女性ホルモンの一つである卵胞ホルモン（エストロゲン）が減少します。

出産や妊娠に関わるホルモンとして知られる卵胞ホルモンには、筋肉や骨の健康を維持したり、自律神経のバランスを適切に保ったりする働きがあります。

そのため、卵胞ホルモンが減少すると、自律神経のバランスが乱れ、消化力が弱まって胃もたれが起こりやすくなるのです。

50歳前後で、慢性的な胃のもたれを感じるようになった人は、「顔がほてったり、上半身がのぼせたり、夏以外でも汗をかいたりしていないか」「手足や腰が冷えやすくないか」「息切れや動悸《どうき》が出ていないか」「以前より寝つきが悪くなっていないか」「くよくよしたり、イライラしたりしやすくなっていないか」など、更年期のほかの症状が出ていないか考えてみてください。

胃の筋肉の異常な動きや、胃酸・粘液の分泌異常が胃の痛みを引き起こす

加齢や自律神経のバランスの乱れが引き起こす胃のトラブルとしては、ほかに、胃痛が挙げられます。

体のほかの器官同様、胃の筋肉や粘膜などにも血管が巡らされ、その血管に絡みつくように知覚神経が存在していますが、筋肉が急に引っ張られたり粘膜が炎症を起こしたりすると、知覚神経が刺激され、痛みを感じるのです。

たとえば、胃壁の筋肉の動きは自律神経によってコントロールされていますが、過度なストレスなどによって自律神経のバランスが乱れると、筋肉がねじれる、引

っ張られるなど、異常な動き方をします。

その際、知覚神経が刺激され、キリキリとした強い痛みを感じます。

この状態を「胃けいれん」といいます。


一方、粘膜の炎症は胃酸や粘液の分泌異常によって起こります。

食べものを分解したり、食べものと一緒に入り込んだウイルスなどを殺したりする働きのある胃酸は、亜鉛などの金属さえも溶かせるほど強い酸です。

胃の粘膜は常に粘液によって胃酸から守られているのですが、糖分や脂肪分の多い食べもののとりすぎやお酒の飲みすぎ、あるいは過度のストレスなどによる自律神経のバランスの乱れは、胃酸を過剰に分泌させたり、粘液の分泌を減少させたりしますし、加齢によって粘液の分泌が減ることもあります。

その結果、胃の粘膜が胃酸に負けて炎症を起こし、知覚神経の末端が刺激され、シクシクする痛みやキリキリする痛みが発生するのです。

胸焼けや逆流性食道炎の原因となる、胃酸の過剰分泌

胃酸が過剰に分泌されると、胸焼けが生じることもあります。

胸焼けとは、文字通り、胸のあたりに感じる焼けるような不快な症状のことで、食道の粘膜が、胃から逆流した胃酸によって刺激されることで起こります。

粘液によって保護されている胃の中と違って、食道の粘膜は胃酸の刺激に対して強くありません。

胃酸が過剰に分泌されると、げっぷなどによって胃の内容物が食道へ逆流しやすくなり、胃酸で食道の粘膜が刺激され、胸焼けが生じてしまうのです。

そして、繰り返し胃酸の刺激を受け、食道の粘膜がただれて炎症を起こした状態を「逆流性食道炎」といいます。

特に年齢を重ねると、食道と胃の間で弁の働きをする筋肉が衰えるため、逆流性食道炎が起こりやすくなります。

なお、胃炎や胃・十二指腸潰瘍、胆石や膵炎《すいえん》などの病気がもとで、胃痛や胸焼けが起こることもあります。強い痛みなどが継続して起こるような場合は、病気を疑ってみたほうがいいかもしれません。

食欲不振の状態が続くと病気になりやすく、ＱＯＬ（Quality of life）も下がる

ところで、みなさんの中に、次のいずれかの項目に該当する人はいませんか？

・何週間にもわたって、食欲がわかない状態が続き、体重も減ってきた
・あっさりしたものや液体状のものしか食べられない
・食事がおいしく感じられない
・食事をとることを忘れることがある
・食事をすることが面倒くさい

これらはすべて、食欲不振の症状です。
食欲不振とは、空腹を感じない、「何かを食べたい」という気持ちが起きない、特定のものしか食べることができないなど、食欲がわかない状態や食欲を失った状態のことです。

人間は食事を通して、生命活動に必要な栄養素をとっていますし、おいしいものを食べると、脳内にドーパミンなどが分泌され、幸せな気持ちになると同時に活力

がわいてきます。

食欲不振の状態が続くと、体に必要な栄養素が十分にとれず、さまざまな病気や体の不調が生じやすくなりますし、人生や生活に喜びを感じにくくなり、ＱＯＬ（Quality of life）も大きく下がってしまいます。

食欲不振の主な原因としては、やはり、慢性胃炎、胃・十二指腸潰瘍、ピロリ菌感染、胃がんなど、胃をはじめ消化器の疾患や風邪などの病気、甲状腺ホルモンの分泌低下、うつ病などが考えられます。

こうした、病気による食欲不振は、治療によって病気を治すことで改善する可能性がありますが、健康診断でも検査でもまったく問題がないのに、食欲がわかないこともあります。

その場合、食欲不振の原因が、やはり加齢や自律神経のバランスの乱れにあることが少なくありません。

人間の脳と消化器官や脂肪細胞は、互いに関与・作用し合っており、ある程度食べものを食べない時間が続いたり、胃が空っぽになったりすると、血糖値が下がり、お腹が鳴り、食欲がわくようになっています。

ところが、年齢を重ねると、筋肉や体のさまざまな機能が衰え、胃がうまく広がらず、食べものが十分に入らなくなったり、消化機能が低下し、食べものがいつまでも胃に残ったりします。

そうすると、すぐにお腹が膨れ、なかなか空腹を感じられなくなります。

また、過度なストレスを受け、交感神経が優位な状態が続くと、消化器官の働きが抑えられる一方で、血糖値が下がりにくくなるため、食欲は低下します。

さらに、加齢や自律神経のバランスの乱れが原因で、胃もたれや胃痛、胸焼けなどが起こると、その不快感や食事に対する不安感などから、「食べたい」という気持ちが起こりにくくなってしまいます。

膻中のマッサージで、自律神経のバランスを整えよう

病気や更年期のホルモンバランスの乱れを原因とする胃もたれや胃痛、胸焼け、食欲不振などに関しては、適切な治療を受ける必要がありますが、加齢や自律神経のバランスの乱れが原因となっている場合は、次のように生活習慣や食事の仕方を見直して胃の負担を減らしたり、ストレスを上手に解消したりすることが大事です。

- 一回の食事は腹8分目に抑え、就寝の3時間前までに食事をすませる

・動物性脂肪の多いものや甘いものを控えめにする

・「朝、決まった時間に起きて朝日を浴び、体内時計や生体リズムを整える」「就寝の2〜3時間前に入浴し、ぬるめのお湯（37〜39度くらい）にゆっくりとつかって、副交感神経を刺激する」「寝る前のカフェイン摂取を控える」「寝室の温度や湿度、明るさなどを調節する」といった工夫をし、質の良い睡眠をとる

・疲れすぎない程度に、できれば水泳やウォーキング、サイクリングなど、一定のリズムを刻む運動をし、空腹を促すと同時に、「幸せホルモン」「睡眠ホルモン」であるセロトニンの分泌を促す

・ゆっくりと深く呼吸（腹式呼吸）を行い、自律神経が集まっている横隔膜を刺激し、副交感神経が優位な状態にする

・好きな音楽を聴いてくつろぐ、大声を出す、リラックス効果のあるハーブティーを飲むなど、自分なりのリラックス方法、ストレス解消方法を見つけ、実行する

そして、これらと併せて、ぜひ胃マッサージを行ってみてください。

中脘を刺激すると、胃のぜん動運動が促され、食欲が増進し、胃のだるさや消化不良なども改善され、上脘を刺激すると胃酸過多や胃酸の逆流が抑えられ、下脘を刺激すると胃から小腸への食べものの移動が促されます。

また、足にも、胃の働きを活性化し、食欲不振や胃の不調を改善するツボがたくさんありますし、胸の真ん中にある膻中を刺激すると、自律神経のバランスが整えられ、精神状態も安定します。

「なかなか、生活習慣や食事の仕方を変えられない」という人は、胃マッサージだけでも試してみてください。

猫背によるお腹ぽっこり・圧迫感、冷えなどを解消

背骨の変形や筋力低下に伴う猫背が、胃下垂の原因となる

実は猫背も、胃の調子が悪くなる原因となります。

人間は加齢に伴い、どうしても猫背になりがちです。

歳をとると、背骨などを支える筋力が低下しますし、加齢により食が細くなると、骨のもととなるカルシウムやタンパク質などが不足しがちになり、骨をつくるのに必要な女性ホルモンの分泌量も低下し、背骨（脊柱《せきちゅう》や脊椎《せきつい》）が変形しやすくなり、脊椎の圧迫骨折なども起こりやすくなります。

その結果、背中が丸まった状態になり、肋骨が圧迫されて狭くなり、その中にお

さまっている心臓や肺、胃なども圧迫されて下へ移動します。

しかも、年齢を重ねると、内臓を支えている筋肉も衰えるため、内臓はどうしても下がりやすくなります。

すると、胃の下部が本来あるべき場所よりも下がる「胃下垂」という状態になってしまうのです。

なお、内臓を支える筋肉不足に加え、ストレスなどが原因で自律神経のバランスが乱れ、胃での消化が不十分になり、食べものがたまりすぎてしまった結果、胃下垂が引き起こされることもあります。


鏡で、お腹をチェックしてみてください。

みぞおちのあたりが膨らんでいる場合は、胃が正常な位置にありますが、おへそのあたりが膨らんだ「ぽっこりお腹」の人は、胃下垂の可能性が高いといえます。

胃下垂の胃の消化率は、通常の約3分の1

胃下垂になると体の重心が崩れ、さらに背中が曲がるという悪循環が起こります。

また、胃下垂になると、胃の筋肉がたるみ、ぜん動運動が弱くなったり、まったく機能しなくなったりします。

ひどいときには、胃下垂の胃の消化率は、通常の約3分の1にまで下がるともいわれています。

そのため、「すぐに、お腹がいっぱいになる」「胃の膨満感がある」「胃がもたれる」といった症状が起こりやすくなり、食欲不振にも陥りやすくなりますし、胃がなんとか食べものを消化しようと胃酸を大量に分泌するようになるため、胃痛やげっぷ、吐き気などが生じやすくなり、胃炎や胃潰瘍のリスクが高まります。

座ったり、床掃除をしたりすると、胃が圧迫されて食べものが逆流し、胸焼けも起こりやすくなります。

それだけではありません。

胃下垂で消化機能が衰えると、腸の負担が増えて便秘や下痢なども起こりやすくなり、栄養を十分に吸収できなくなるため、体の各器官が十分に働けなくなり、肌荒れや倦怠感をはじめ、体にさまざまな不調があらわれるようになります。

胃マッサージで、胃下垂が原因で起こるさまざまな症状を緩和する

胃下垂は、冷えの原因にもなります。

冷えとは、体温が著しく低い状態のことであり、手や足など、体の末端が冷えるケースが多いのですが、下半身だけが冷えるケースや、体の内側（内臓）が冷えるケースもあります。

たとえ体温計で測った数値がそれほど低くなかったり、「手足がほてっている」と感じたりしても、内臓が冷えているということもありえます。

そして、**人間の体の「熱」は、筋肉や内臓の働き**によってつくられています。

実は、体を動かしているときで35％、安静にしているときには50％もの熱が、内臓の働きによってつくられているのです。

ところが、胃が本来の位置から下がると、ほかの内臓が圧迫され、働きが悪くなり、熱の産生量も減って、体温が下がります。

ＰＡＲＴ２でお伝えしたように、体温が下がると血流が悪くなりますが、胃に圧迫されてお腹の周りの血液の流れが妨げられると、さらに血流が悪くなります。

その結果、体の各器官に十分な酸素や栄養素などがいきわたらなくなり、細胞や臓器がきちんと働けなくなったり、自律神経のバランスが乱れたりします。

しかも、体温が低くなると、免疫細胞のエネルギー源となる酵素の産生量が減るため、免疫細胞の活動が鈍くなり、病気にかかりやすくなってしまうのです。

「冷えは万病のもと」ともいわれていますが、体が冷えると、風邪をひいたりがんにかかったりしやすくなるほか、「疲れたりむくんだりしやすくなる」「首や肩がこったり、頭痛に悩まされたりしやすくなる」「下痢や便秘になりやすくなる」「肌荒れしやすくなる」「アレルギー症状が出やすくなる」「生理不順が起こりやすくなる」「睡眠の質が悪くなる」など、体にさまざまな不調があらわれるようになります。

胃下垂になるのを防ぎ、胃の不調や冷えに伴う体の不調を遠ざけるためには、良い姿勢を保つよう意識することが大事です。

また、**骨粗しょう症**にならないために、できるだけタンパク質やカルシウム、ビタミンD、マグネシウムなどをとり、日光を浴びて体内でのビタミンDの生成を促し、体を適度に動かして、カルシウムが骨に定着するのを促しましょう。

すでに、胃下垂により胃もたれや食欲不振などの症状が出ている人は、ぜひ胃マッサージを実践してみてください。

骨や筋肉を維持するのに必要な栄養素を十分にとるためにも、胃の不調を改善し、食欲を取り戻すことは重要です。

頑固な便秘を解消！
腸の善玉菌が増える

多くの高齢者が、頑固な便秘に悩んでいる

頑固な便秘に悩んでいる高齢者は少なくありません。

私自身、高齢のお客さまから、便秘に関するお悩みを伺うことがよくありますし、厚生労働省の令和元年「国民生活基礎調査」の症状別・年代別の有訴者率を見ると、便秘に悩む人の割合は、60代以降、年齢が上がれば上がるほど増えていき、80歳以上では10%以上となっています。

みなさんの中にも、便秘による腹痛、下腹部の不快感、膨満感、吐き気などで、つらい思いをしている方がいらっしゃるのではないでしょうか。

高齢者の便秘の中でも、もっとも多いのが、弛緩《しかん》性便秘です。

これは、加齢によって大腸の筋力が弛緩したり、自律神経のバランスが乱れ、腸の働きを司る副交感神経がきちんと働かなくなったりして、大腸のぜん動運動が弱くなり、便が大腸の中にとどまりやすくなるために生じます。

便が大腸の中に長くとどまると、腸壁に水分をとられて便が硬くなり、ますます排泄されづらくなって、便秘が起こってしまうのです。

また、排便の際には、横隔膜《おうかく》と腹筋を収縮させてお腹に力を入れ、腹圧（お腹の中の圧力）を高めると同時に、外肛門括約《かつやく》筋などの骨盤底筋群と呼ばれる筋肉を弛緩させる必要がありますが、年齢を重ねると、これらの筋肉も衰えるため、やはり便が排泄されにくくなります。

さらに、加齢に伴い、便意を感じる感覚が低下すること、食事量が減少して、便の量自体が減ったり、水分や、排便や腸内環境を整える働きのある食物繊維の摂取量が減ったりすること、運動量が減少して、食欲が低下したり、大腸への刺激が減ったりすることなども便秘の原因となります。

腸だけではなく、胃の不調も便秘の原因

このように書くと、便秘の原因が腸だけにあると思われるかもしれませんが、そうではありません。

高齢者の便秘には、胃も非常に深く関係しています。

まず、胃下垂の人は、下がってきた胃によって腸が圧迫され、より大腸が弛緩しやすい傾向があります。

次に、胃の調子が悪くて食欲が低下すると、食事量が減り、便の量や、水分・食

物繊維などの摂取量も減ります。

加えて、加齢や自律神経のバランスの乱れなどによる胃の働きの低下は、腸内環境を悪化させる原因となります。

胃の筋肉が衰えてぜん動運動が弱くなり、胃酸の分泌が減り、食べものが十分に消化されないまま腸に運ばれると、どうしても腸の負担が増え、腸が疲れたり、腸での消化・吸収に時間がかかったりします。

そして、消化しきれなかった食べものが腸の中に長くとどまると、腐敗し、アンモニアなどの有害物質を発生させるようになり、腸内環境を悪化させます。

腸内には、約1000種類、100兆個から1000兆個の腸内細菌がいるといわれており、腸内細菌は、大きく次の3つに分けることができます。

- 消化・吸収を助け、ビタミンの合成や感染防御、免疫刺激など、健康を維持する働きをする善玉菌（乳酸菌、ビフィズス菌など）
- 腸内を腐敗させて毒素や発がん物質、有毒ガスなどを産生させ、病気や老化の原因をつくる（ただし、健康を維持するうえで必要な役割も果たしている）悪玉菌（ウェルシュ菌、病原性大腸菌、黄色ブドウ球菌など）
- 普段はおとなしくしているが、体が弱ったりすると悪い働きをする日和見菌《ひよりみ》（バクテロイデス、連鎖球菌など）

この3種類の理想的なバランスは、

善玉菌：悪玉菌：日和見菌＝30〜40％：10％：50〜60％

くらいの割合であり、若いときや健康なときは善玉菌が優位なのですが、年齢を重ねたり、体が弱ったり、腸内環境が悪化したりすると、悪玉菌が優位になります。

悪玉菌が出す毒性物質は、大腸のぜん動運動を鈍くさせるため、悪玉菌が増えると便秘がひどくなり、腸内環境がますます悪化するという悪循環が起こります。

あるいは、悪玉菌がつくる有害物質を早く排出しようとして下痢が起こり、その結果、善玉菌まで一緒に流されて、やはり腸内環境が悪化してしまいます。

腸内環境が悪化し、悪玉菌が活発に働くと、有毒ガスやアンモニアなどの腐敗物が発生し、腸の粘膜の毛細血管を通して全身に回り、体臭や肌荒れなどの原因となります。

さらに、腸には**「腸管免疫」**と呼ばれる免疫システムが備わっており、免疫細胞の約70％が集まっているといわれています。

体内に侵入し、胃酸などによって殺菌されなかったウイルスや病原菌は、腸管免疫によって攻撃され、退治されますが、腸内環境が悪くなると腸管免疫がうまく機能しなくなり、ウイルスや病原菌が増殖を始めて病気にかかりやすくなったり、花粉症などのアレルギーが悪化したりしてしまうのです。

腸内環境を整え、お通じを良くし、体の不調や病気を遠ざけるためには、「便が軟らかくなるよう、水分をしっかりとる」「乳酸菌、ビフィズス菌などの善玉菌や、善玉菌が働きやすい環境をつくるオリゴ糖、食物繊維などを摂取して善玉菌を増やす」「適度な運動をし、腸を刺激し、ぜん動運動を促す」「質の良い睡眠をとり、副交感神経を優位にして、腸の働きを活発にする」といったことが効果的ですが、胃マッサージによって胃の調子を整えることも重要です。

腸活だけでなく、胃活を行い、健康な胃を取り戻すこと。
それが、便秘を解消するとっておきの方法なのです。

大切な人と食事を楽しむ
時間こそが、人生を豊かにする

胃の健康を保つのは何のためか？

ＰＡＲＴ４では、これまで加齢や自律神経のバランスの乱れなどを原因とする胃の不調、体の不調を改善する方法についてお伝えしてきました。

しかし、ここでみなさんに、あらためて考えていただきたいことがあります。それは、**「胃の健康を保つのは何のためか？」**ということです。

もちろん、胃マッサージなどによって、胃のもたれや胃痛、胸焼けなどが改善され、食欲が回復し、おいしいもの、好きなものをしっかり食べられるようになれば、ドーパミンやセロトニンが分泌され、幸せな気分になったり、精神が安定したりします。

あるいは、胃が健康になることや自律神経のバランスが整うことで、体のさまざまな不調を解消し、病気を遠ざけることができれば、その分、不安や悩みの少ない人生を送ることができます。

でも、それだけではありません。

胃の健康を保つことは、大切な人とのかけがえのない時間を大切にすることにつながり、幸福度を高めてくれるのです。

大切な人との時間を大切にするために、胃マッサージを

PART2の冒頭で触れたように、お孫さんとの外食にお金を使っていたり、お

孫さんとの外食を楽しみにしていたりする高齢者の方はたくさんいらっしゃいます。

また、さまざまな調査の結果からも、多くの人が、家族そろっての食事、気の置けない友人との食事に幸せを感じていることがわかっており、ＰｗＣコンサルティング合同会社のデータドリブンマーケティングチームが実施した「全国消費者実態・幸福度調査２０２０」では、食事中に笑っている人のほうが幸福度が高い傾向にあることがわかっています。

なお、人類と共通の祖先を持つチンパンジーを使った実験では、毛づくろいしているときより、仲間と食べものを分かち合っているときのほうが、幸せホルモンの一種であるオキシトシンが約2・5倍も多く分泌されていたそうです。

大切な人と楽しく食事をすることは、人生に大きな喜びをもたらしてくれます。

そしてそのためには、不安を感じることなく食事ができる体の状態にしておく必要があります。

大切な人との時間を大切にし、悔いなく幸福な人生を歩むために、みなさん、ぜひ胃マッサージで胃の健康を保ってください。

PART 5

胃を健康にして、
病気も認知症も防ぐ生活習慣

粗食はやめよう。胃の老化も心の老化も進めてしまう

決まりきった食事には感動がない

年齢を重ねた人の中には、「粗食」、すなわち穀物と野菜を中心とした一汁一菜から成る献立を良しとする人が少なくありません。

「食欲がなくなったり、あまりたくさん食べられなくなったりしたから」「粗食が健康にいいと聞いたから」など、人によって理由は異なるでしょう。

しかし、いずれにせよ、私は粗食をおすすめしません。

粗食は、胃の老化、心の老化につながりかねないと思うからです。

決まりきったものばかりをずっと食べていると、「今日はどんなものが食べられるんだろう」「この料理はどんな味がするんだろう」「思った以上においしかった」といったワクワク感や感動がなくなり、胃や心が刺激を受けなくなり、食べることが楽しく感じられなくなって、食欲もわきづらくなります。


刺激は、人にストレスを与えます。

ストレスは、不安や悩み、緊張など、ネガティブな出来事（刺激）から生まれると思われがちですが、結婚や出産、転職、引っ越し、さらには楽しいことをする、おいしいものを食べるなど、ポジティブな出来事（刺激）からもストレスが生じます。

そして、適度な負荷や刺激をかけることで筋肉が発達するように、適度なストレスは、**心身の健康を維持するうえで必要**です。

たとえば、「締め切りやノルマがある」「大事な仕事を任された」といった刺激から生まれるストレスは、ときにモチベーションや集中力をアップさせたり、希望や達成感、満足感をもたらしたりしますし、適度なストレスは脳の働きを活性化させ、記憶力を向上させるともいわれています。

ストレスを受けると、脳内に「グルココルチコイド」というストレスホルモンが増え、脳の神経系を構成している細胞から、線維芽細胞増殖因子2（FGF2）と呼ばれる化学物質が活発に放出されるようになります。

このFGF2が神経幹細胞を増殖させ、脳の活動を活性化すると考えられているのです。

いくつになっても新しいことにチャレンジするなど、常に適度な刺激を受けている人は、心身ともに若々しく、年齢を重ねていても老いを感じさせません。

逆に、刺激＝ストレスのない生活を送っていると、心も体も老化しやすく、認知症になる危険性も高くなります。

食事は、特に若いころに比べて体の自由がきかなくなった高齢者の方にとっては、大事な楽しみの一つです。

粗食を貫くよりも、ときにはおいしいコース料理を食べに行ったり、自分で食べたいものを作ったりすることが、適度な刺激を与え、胃や心の若さ、健康を保つことにつながるのではないかと私は考えています。

食欲を高めるためには、食前に少量のお酒を飲んで血行を良くし、胃腸の働きを高めるといいでしょう。

高齢者も、赤身の肉を週に3回は食べたほうがいい

なお、私は、高齢者の方も、**赤身の肉を週に3回は食べたほうがいい**と思ってい

ます。

年齢を重ね、噛む力が弱くなったり、胃をはじめとした消化器の働きが弱くなったりすると、人はどうしても硬く、しっかり消化する必要のある肉などを避け、軟らかいもの、消化にいいものばかりを選んで食べがちです。

しかし、タンパク質は、筋肉や骨、血液、皮膚、毛髪など、人間の体をつくるために欠かせない栄養素です。

筋肉量を維持し、骨折を防ぎ、心身の健康を保つためには、高齢者こそ意識的に肉を食べ、タンパク質をとる必要があるのです。

特に、レアの状態の、血のしたたるような肉を食べると、人間の中の野性の本能が刺激され、脳内にドーパミンやセロトニンが分泌されます。

PART2でもお伝えしたように、ドーパミンは幸福感や満足感、充実感をもたらし、セロトニンには、癒やしや安らぎをもたらすほか、自律神経のバランスや体内時計を調整する働きがあります。

そのため、赤身の肉を食べると体の各器官の働きが整い、気力もわいてくるのです。

逆に、控えてほしいのが白砂糖です。

高齢者で甘いものが好きな方は多いのですが、白砂糖のとりすぎは脂肪の増加につながりますし、白砂糖をとると血糖値が乱高下し、脳の機能が低下して気分が不安定になったり、体が冷えて血流が悪くなり、体の各器官の働きや免疫力が低下したりします。

また、血糖値が急に上がるとすぐに満腹感を覚えるため、食欲が低下しますし、白砂糖が分解される際にカルシウムやビタミンB_1が消費されるため、白砂糖をとりすぎると、体は骨や歯を溶かして、それらの栄養素を確保しようとします。

さらに、白砂糖をとると、糖反射が起こり、数十分から1時間以上も胃の働きが停滞することがわかっています。

白砂糖は、このように、さまざまな形で、胃をはじめとする体の各器官や心に悪影響を及ぼします。

「白砂糖をいっさいとるな」と言うつもりはありませんが、とりすぎにはくれぐれも注意してください。

ほかに、「これを飲まないと元気が出ない」と言って、栄養ドリンク剤をよく飲まれる高齢者の方もいらっしゃいますが、栄養ドリンク剤には糖質やカフェインが多く含まれており、カフェインには食欲を低下させる働きがあります。

栄養ドリンク剤が手放せない人はカフェイン中毒になっている可能性がありますが、最初はつらくても、一度飲むのを我慢してみてください。

食欲が高まり、食事をしっかりとるようになれば、栄養ドリンク剤を飲まなくても、元気に活動できるようになるはずです。

食事は単品でとるのではなく、複数の食材や栄養素を組み合わせる

年齢を重ねると、どうしても足腰が弱くなって活動量が減ったり、体の各器官の働きが低下したりするため、食事量は少なくなります。

ですから、無理に一日3食とる必要はありません。

最近、「一日3食はむしろ食べすぎであり、胃腸に負担をかけ、肥満につながる」といった意見をよく耳にしますが、普段、よほど体を動かしている人以外は、朝昼兼用の食事と夕食の2食でも十分ではないかと私は思います。

栄養素についても、気にしすぎるとキリがないので、「できるだけ肉を食べる」「白砂糖などのとりすぎに注意する」といったこと以外、あまり細かいことは考えず、**そのときおいしいと感じるもの、食べたいものを食べる**といいでしょう。

ただ、白米だけ、麺《めん》類だけ、肉だけ、魚だけ……といった具合に、単品で食べるのではなく、何品かを組み合わせて食べることは大事です。

たとえば、お店でサンマの塩焼きを頼むと、たいてい大根おろしやすだちがついてくるのは、大根おろしにはタンパク質や脂質を分解する酵素が、すだちには鉄やカルシウムの吸収を助けるクエン酸やビタミンCが多く含まれており、栄養をより効率よくとることができるようになるためです。

同様に、相互作用によって栄養の吸収率が上がる組み合わせはたくさんあります。

「体にいいから」といって、一つの食材、一つの栄養素を単品でとるのではなく、複数の食材や栄養素を組み合わせるようにしましょう。

人生を楽しむためには、まず食事を楽しむこと

高齢者の方とお話をしていると、「〇〇を食べると体にいい」「〇〇を食べると体に悪い」といった言葉も、よく耳にします。

たとえば、「テレビで『きな粉が健康にいい』と言っていたから、あまり好きじゃないけど、毎日我慢してきな粉ドリンクを飲んでいる」「雑誌に『ファストフードは体に悪い』と書いてあったので、本当は食べたいけど我慢している」などと口にする人が少なくありません。

「健康のために」と、嫌いなものを我慢して食べたり、食べたいものを我慢したりしても、逆に健康にとっては良くないのではないかと私は思います。

それより、多少体に悪いとされていても、好きなもの、おいしいと感じるものを楽しく笑って食べたほうが、よほど健康にいいはずです。

また、血圧や血糖値など、健康診断の結果（数値）を必要以上に気にする方もたくさんいますが、**数値がいいからといって、幸せ**であるとは限りません。

食べたいものを我慢し、一日に何度も血圧や血糖値を測っては「正常値におさまっている。良かった」「正常値を超えた！　どうしよう」と一喜一憂している人より、適度に好きなものを食べて、「また血圧が高くなっちゃったよー」「血糖値上がっちゃったよー」と豪快に笑い飛ばす人のほうが、見ていて幸せそうですし、少なくとも心は健康なのではないかと思います。

ちなみに、降圧剤（血圧を下げる薬）などをたくさん飲むと、食欲が落ちます。

血圧とは、心臓が血液を動脈に送り出すときの圧力のことであり、その圧力によって、血液は全身にいきわたります。


ところが、降圧剤を飲むと血圧が下がり、脳などの血行が悪くなります。

脳は体の各臓器の機能を司る司令塔ですから、脳の血行が悪くなり、働きが悪くなると、胃の働きも悪くなり、食欲が低下してしまうのです。

数値を気にして、降圧剤をたくさん飲んでいた人が、医師と相談しつつ降圧剤の服用量を減らしたところ、多少血圧は高くても、食欲がわいて元気になった……という事例もよくあるそうです。


「○○を食べなければ」「○○を食べてはいけない」といった思い込みによって食事を楽しめなくなったり、胃が弱くなって食べたいものを食べられなくなったりすると、幸福度は一気に下がります。

人生を楽しむためには、まず食事を楽しむこと。

そのためには、胃や心に適度な刺激を与えること、胃マッサージなどによって胃を健康に保つことが何よりも大事です。

旅行に出かければ、
胃と心が刺激される

食欲を高めるためには、ドーパミンやオレキシンが必要

食事を楽しむためには、食欲を高める必要があります。

「おいしいものを食べたい」という気持ちがあるからこそ、人は食事に期待したり、満足したりすることができるのです。


では、食欲はどうすれば高まるのか。

食欲が生じる鍵となるのが、脳内物質のドーパミンです。

空腹状態になったり、おいしいものを一口食べたり、「おいしいものが食べられるかも」と期待したりすると、ドーパミンが分泌されて報酬系（欲求が満たされたとき、満たされるとわかったとき、報酬を期待して行動しているときなどに活性化

し、快感をもたらす神経ネットワーク）が刺激され、「（もっと）食べたい」という欲求が生じるのです。

そしてもう一つ、近年の研究により、やはり脳内で分泌される「オレキシン」という物質が、食欲に大きく関わっていることがわかっています。

オレキシンという名前は、まさに食欲を意味するギリシャ語の「ｏｒｅｘｉｓ」を語源としており、「空腹になる」「食事をよく味わいながら、おいしく食べる」「体内時計が朝を告げる」「気持ちがたかぶる」といった刺激によって活性化され、食欲を促進したり、胃の筋肉を緩ませて胃を広げたり、胃のぜん動運動を促進したり、筋肉での糖の利用を活発にし、血糖の上がりすぎを防いだりします。

このように、ドーパミンやオレキシンがきちんと分泌されることは、食欲を高め、おいしく食事をするうえで必要不可欠です。

これらの物質の分泌や活性化を促す方法としては、お腹をすかせること、おいしいものを食べること以外に、スポーツや筋トレをして体を動かすこと、簡単な目標を立て達成すること、新しいことにチャレンジすること、創造的なことに没頭することなどが挙げられるでしょう。

何をしても食欲がわかないときは、旅行をして胃と心を刺激する

中でもおすすめなのが、旅行をすることです。

旅行に行くという行為は、非日常的なことであり、新たなチャレンジ、新たな刺激にも満ちているので、無条件にテンションが上がり、「その土地のおいしいものを食べたい」という気持ちも生まれます。

そこでまず、ドーパミンやオレキシンの分泌が促され、胃が広がり、全身の筋肉が活発に動くようになります。

また、旅行に行くと、どうしても方々を見て歩きたくなるので、必然的に運動をすることになります。

たくさん体を動かし、お腹がすいたところで、普段あまり食べないおいしいものを食べる。

そうしたことによって、**胃も心も幸せ**になります。

日々の生活の中に、ドーパミンやオレキシンの分泌を促すような適度な刺激を取り入れることも大事ですが、体を動かすことも、新しいチャレンジも、ルーティン化し続けていくうちに脳が慣れ、少しずつ刺激の度合いが少なくなっていきます。

しかし、そこに、旅行などの非日常を時々放り込むことで、胃や心に強い刺激が与えられ、食欲が増進し、食事をより楽しむことができるようになるでしょう。

胃の調子が良く、楽しくおいしく食事をとることができると、ドーパミンが分泌され、幸福感が得られますが、逆に胃の調子が悪いと、何をしても楽しいと感じられなくなります。

何をしても食欲がわかないとき、気分がふさいでいるときは、旅行に行ってみるといいかもしれません。

認知症予防にも！
胃を鍛えて脳に必要な栄養素を
しっかり吸収しよう

認知症は、いくつかのタイプに分けられる

「認知症になったらどうしよう」

「認知症になるのを防ぐために、何かできることはないだろうか」

おそらくみなさんの中にも、そんな不安や思いを抱えている人はたくさんいらっしゃるのではないかと思います。

認知症とは、何らかの原因によって脳細胞の壊死《えし》や機能の低下が起こり、
・数分前や数時間前の出来事を忘れる、昔から知っている人や物の名前が出てこな

くなる、約束を忘れる、置き忘れが増える、同じものを何度も購入する
- 日付がわからなくなる、慣れた道で迷う、出来事の前後関係がわからなくなる
- 段取りが悪くなり、仕事や家事などに時間がかかるようになったり、きちんとできなくなったりする、身だしなみにかまわなくなる、食べこぼしや失禁が増える
- 適切な言葉が出にくくなったり、相手の話が理解できなくなったりする
- 注意力や集中力が低下し、同時に2つのことができなくなったり、会話についていけなくなったりする
- 不安感が増えたり怒りっぽくなったりする、何をするのも億劫《おっくう》がり、物事に興味を示さなくなる、幻視やもの盗られ妄想が生じる、うつ状態に陥る

といった症状があらわれ、日常生活に支障が出てくる状態のことです。

認知症は、原因などによっていくつかのタイプに分けられますが、そのうちもっ

とも患者さんの数が多いのがアルツハイマー型認知症です。

アルツハイマー型認知症は、脳内にアミロイドβなどのタンパク質が蓄積したり、海馬《かいば》を中心に神経原維の変化が起こったりして、脳の一部が萎縮していく過程で起きる認知症で、もの忘れから始まり、徐々に広範《こうはん》な認知機能の低下へと進行します。

次に多いのが、脳梗塞《こうそく》や脳出血などの脳血管障害が原因で、脳の血液循環が悪くなり、脳細胞が障害されて起こる血管性認知症です。

障害される場所によって症状も進行速度も異なりますが、多くの場合、手足のしびれや麻痺などが比較的急に発症し、段階的に進行していきます。

そのほかに、レビー小体という異常なタンパク質が脳にたまって、幻視や妄想などが起こったり、うつ状態に陥ったり、手足が震えたり歩幅が小刻みになって転びやすくなったりするレビー小体型認知症、前頭葉と側頭葉を中心とする神経細胞が障害され、言語障害が起こったり、感情の抑制がきかなくなったりする前頭側頭型認知症などもあります。

日本における認知症の患者さんの人数は年々増えている

残念ながら、日本における認知症の患者さんの人数は年々増えています。

「平成29年版高齢社会白書」（内閣府）によると、２０１２年には４６２万人だった65歳以上の認知症の人の数は、２０２０年には約６００万人、２０２５年には約７００万人に達すると推計されています。

これは、65歳以上の高齢者の約20％、つまり5人に1人にあたります。

また、高齢になるにつれて認知症の割合が増加するとも予想されており、85歳以上では55％の人が認知症になるともいわれています。

なお、日常生活に支障をきたすほどではないものの、もの忘れなどの認知機能の低下がみられる状態のことを「軽度認知障害」(Mild Cognitive Impairment、MCI)といい、2012年時点の推計値で、65歳以上のMCIの人は約400万人とされています。

MCIの人の約半数は5年以内に認知症に移行するといわれていますが、この段階から予防的活動を開始することで、認知症の進行を遅らせることも可能だと考えられています。

増えすぎた活性酸素が認知症の原因となる

そして、胃と認知症には密接な関係があります。

現在、認知症に対する決定的な予防方法や治療方法は見つかっていませんが、胃を健康にし、栄養をきちんと吸収できる状態にすること、食事を楽しくとれる状態にすることで、場合によっては認知症の発症リスクを抑えたり、進行をある程度遅らせたりすることが期待できるのです。

たとえば、**体内のビタミンが不足すると、認知症の発症リスク**が高くなります。

すでにお伝えしたように、認知症になる原因はさまざまですが、活性酸素は、脳の萎縮や脳血管障害などの発生に大きく関わっていると考えられています。

活性酸素とは、呼吸によって体内に取り込まれた酸素のうち、余った酸素や外部の刺激を受けて変化した酸素などのことです。

活性酸素は酸化させる力が強く、少量なら、体内のウイルスや異物の除去に役立ちますが、量が多くなると、体内の細胞を酸化させます。

鉄が酸化すると錆《さ》びるように、細胞も酸化すると錆び、老化します。

通常、活性酸素は増えすぎないよう適宜排除されるのですが、生活習慣の乱れや過度のストレス、運動不足、抗酸化作用のあるビタミン類の不足などは、活性酸素の増加につながります。

その結果、細胞が傷つけられ、病気や老化が進んでしまうのです。

特に脳は、酸素を大量に消費するため、活性酸素が多くつくられます。

一方で、脳細胞はほかの細胞とは異なり、一度死滅すると、再び新しい細胞に代謝されることがありません。

脳で大量の活性酸素が発生し、脳細胞が致命的なダメージを受けることが認知症につながってしまうわけです。

逆に、生活習慣を見直すこと、適度に体を動かすこと、そしてビタミン類をしっかりとることなどによって活性酸素の量を減らすことができれば、ある程度認知症の発症リスクを抑えたり、進行を遅らせたりすることが可能となるのです。

認知症の抑制に関係があるとされているビタミンB_{12}

ビタミンのうち、特に認知症の抑制に関係があるとされているのは、ビタミンB_{12}です。

ビタミンB_{12}は神経や血液細胞を健康に保ち、細胞の遺伝物質であるＤＮＡの生成を助ける栄養素です。

体内のビタミンB_{12}が不足すると、脳神経の老化が進んだり、脳梗塞や脳出血などの原因となる動脈硬化が起こりやすくなり、血管性認知症の発症リスクが高くなったりするのです。

ほかに、ビタミンＡやビタミンB_6、ビタミンＣ、ビタミンＥなども、活性酸素の除去や認知症発症リスクの抑制に効果があるとされています。

ビタミンB_{12}を含んでいる食材は貝類や魚類、豚や牛、鶏の肝臓など限られており、外食が多いとなかなかとることができません。

ビタミンB_{12}は回腸で、それ以外のビタミン類は十二指腸〜空腸で主に吸収されますが、胃の働きが悪くなると、腸の負担が大きくなり、ただでさえとりにくいビタミンB_{12}の吸収率が低下してしまいます。

実際、病気によって胃を切除した人は、貧血や手足のしびれなど、ビタミンB_{12}の欠乏による症状があらわれやすいのです。

楽しく食事をとることこそが、認知症予防の特効薬

そして何より、楽しく食事をとることこそが、認知症予防につながります。

東京都内のあるデイサービスにはクッキングスタジオが併設されており、そこでは高齢者の方が自分たちで料理を作り、できあがったものをみんなで一緒に食べているそうです。

その結果、認知症の患者さんなども、別の人かと思うくらい元気になると聞いています。

そもそも、**料理は脳に適度な刺激**を与えます。

完成形をイメージしながら、手順を考え、実際に手を使って作業する。
その過程で、脳のさまざまな部位が働きます。

しかも、「自分たちの力で料理を作った」ということが、やりがいや達成感につながりますし、できあがったものをみんなで楽しく食べることで、ドーパミンやセロトニンなどが分泌されます。

「作る」「食べる」「喜ぶ」の3つがセットになることで、脳も胃も刺激され、認知症発症リスクの低下や、認知症の進行の抑制につながるわけです。

逆に、認知症の患者さんにとってもっとも良くないのは、食べる楽しみを感じられない粗食や、一人で食事をする孤食だといえるかもしれません。

認知症を予防するためにも、ぜひ胃マッサージなどによって胃の働きを良くし、楽しくおいしく食事をし、必要な栄養素の吸収率を高めましょう。

死ぬまで楽しく食事をしたけりゃ胃をもみなさい

発行日　2023年1月10日　第1刷

著者　寺林陽介
監修　内野勝行

本書プロジェクトチーム
編集統括　柿内尚文
編集担当　栗田亘
デザイン　轡田昭彦＋坪井朋子
撮影　内藤拓
モデル　朱香（モデルオフィスG）
ヘアメイク　木村三喜
編集協力　村本篤信
校正　荒井順子

営業統括　丸山敏生
営業推進　増尾友裕、綱脇愛、桐山敦子、矢部愛、相澤いづみ、寺内未来子
販売促進　池田孝一郎、石井耕平、熊切絵理、菊山清佳、山口瑞穂、吉村寿美子、矢橋寛子、遠藤真知子、森田真紀、氏家和佳子
プロモーション　山田美恵、山口朋枝
講演・マネジメント事業　斎藤和佳、志水公美、程桃香

編集　小林英史、村上芳子、大住兼正、菊地貴広、山田吉之、大西志帆、福田麻衣
メディア開発　池田剛、中山景、中村悟志、長野太介、入江翔子
管理部　八木宏之、早坂裕子、生越こずえ、名児耶美咲、金井昭彦
マネジメント　坂下毅
発行人　高橋克佳

発行所　株式会社アスコム

〒105-0003
東京都港区西新橋2-23-1　3東洋海事ビル
編集局　TEL：03-5425-6627
営業局　TEL：03-5425-6626　FAX：03-5425-6770

印刷・製本　株式会社光邦

Printed in Japan ISBN 978-4-7762-1256-0